高齡者
用藥與飲食保健
實用守則

羅玉岱　主編

□　盧豐華、張家銘、楊登棋、黃基彰、羅玉岱
□　孫健耀、徐瑜璟、顏佐樺、柯玉珍、周玫觀
□　郭淑蕙、林妏娟、韓雅斐、黃千惠、陳柔謙　著

成大出版社
National Cheng Kung University Press

目錄

推薦序

我的未來不是夢，不老傳奇正當紅

■成大醫院院長／李經維

各位女士、各位先生：「高齡世界來臨了！」

公共衛生進步、疫苗發展迅速、醫藥科技發達、社會安全提升、農業革命成功、營養狀態改善，使全人類在21世紀的平均壽命大幅延長。

如果說生命是一份禮物，我們萬萬不能糟塌了這一份恩賞。好好生活、健康度日，不只是一種權利、甚至是一種義務，每個人都不該拖累別人，更不應浪費了自己。

對健康的良好管理，使得子孫負擔減輕，也讓青壯者不會畏懼、歧視、嫌惡乃至逃避老化課題，形成正向循環，真正做到「老吾老以及人之老」。

熟齡、凍齡、逆齡，早已成為時尚用語；至今更有「吾齡」一詞廣為流傳；意思是：不管實際生理年紀多少，我說自己幾歲，就是幾歲！不會違和、也沒有上下限。

年齡議題，不該再被標籤化、汙名化，反而具有更多積極、正向的社會意涵。但是，這是需要努力經營與配套措施的；其中最重要的一環，就是正確的保健養生知識。

欣見成大醫院高齡醫學部精心編纂完成《高齡者用藥與飲食保健實用守則》一書；這確實是契合時勢潮流的當紅議題。單看書名，就可窺見作

者群的雄心與佛心。「雄心」是指醫師們期望包山包海，企圖將重要的面向，全部囊括在這一部寶典裡；「佛心」則是因為作者生怕熟齡長者會遺漏、怠忽，把他們當成小學生般，每個環節都不厭其煩地提點叮嚀，如同碎念的老媽子一樣，再三交代！

如果明白執筆醫師們的個人特質，就不難理解，本書何以能具有此番風貌：羅玉岱醫師，是其中堪稱最為雞婆、古道熱腸的傳道者。她的日常寫照，就是機鋒不斷的如珠妙語；文如其人，這份赤子熱誠，十足展現在導言文章裡；也正因著她不屈不撓的堅持，與軟硬兼施的敦促，才催生出這篇引介序文。盧豐華主任與張家銘主任，同樣具備教育家等級的執著與耐心，看診風格從容不迫、文火慢燉，聽任老病患叨絮家常、暢所欲言，每能讓長者的身心靈，獲得滌淨舒緩；在他們的筆下，將疾病生理與日常照顧的概念，有條不紊的解析，深入淺出、清新易懂。楊登棋醫師、孫健耀醫師和黃基彰醫師，則是熱血生力軍，透過童趣的插圖與活潑時尚的語詞，為生硬的醫學論述，加添生活化的糖衣包裝，將紛繁艱澀的醫療養生概念，轉換成為平易近人的科普知識，便於消化遵循。不過，最重要的是背後推手——楊宜青教授，指揮若定、一往直前，遂能排除萬難、付梓出書。

健康管理不僅只是醫師的職責，更多養生良方，是要經由病患自己努力配合與具體實踐，才能夠達標收效。換言之，「服務接受者」同時也兼具有「服務提供者」的角色。因此現代醫學高度強調「醫病共享決策」；唯有如此，方能事半功倍；當中關鍵的核心語彙，就是「自我照顧」這一理念。

醫療不斷進步，對於「醫療提供者」與「被照顧者」的知識水平要求，均日趨嚴格；民眾若不能與時俱進，入寶山而空回，就大大折損了新

創醫療科技的正向效益。故此,基本的健康識能、與正確的用藥安全概念,已成為現代公民必須具備的生活素養。

「天下無難事,只怕有心人。」合作無間、眾志成城,乃是此一作品背後重要的成功關鍵:一支特色專長各自殊異的混搭團隊,齊心編纂完成此書,其間必潛藏無數的協調、包容、與溝通,終能修成正果、雨過天晴,一切努力與汗淚,畢竟沒有白費!

藍格爾教授在匹茲堡進行的情境實驗證明:積極參與、積極生活、積極學習,就會讓受試者年輕至少20歲!也就是說,人會覺得自己老邁,往往是被動地、不覺中受迫而被決定的,當旁人都認定或暗示長者已經衰老,他們就會被制約而相信自己真的老了。孔子所說:「發憤忘食、樂以忘憂,不知老之將至云爾。」大概是最久遠、最具前瞻性的抗老心法。

本書一再闡述的重點,不是只有消極地吃藥看病、檢查治療;更不忘強調,積極地健康過活、規律養生、成功老化、活躍老化;其中更提醒,心態要年輕化,連經濟狀況也要善加規劃、用心維持穩健。

我們每個人都會老,所以,這是所有人都要共同面對、關注的議題;這不是「他們」的問題,而是「我們」的功課。當多數國人都懂得尊重、甚至期待、憧憬「熟齡生活」,才能形塑真正的「高齡友善、宜居社會」。群體若能夠走到這一境地,將是所有成員無比珍貴的共同資產。

本書難易適中、論點清晰、內容實用,不但有助於一般民眾汲取衛生教育知識,對於醫療人員,也可當作健康管理指引的武功秘笈!親愛的讀者們,且請您慢慢地品味賞析,必將大有斬獲。

推薦序

推坑造福眾人

■成大醫院社區健康中心主任╱楊宜青

　　話說2019年2月接受當時成大醫院楊俊佑院長指示，擔任剛成立的高齡醫學部主任，便立即廣發英雄帖，招募天下英才，羅玉岱醫師就是我第一位，也是唯一成功網羅、最得意的一位的臨床工作與教育者。古道熱腸而接地氣的玉岱，初入醫學中心就不明究理地被我推坑接下重擔，負責開設線上學習課程。而有此緣起，也要歸功於經常互相推坑的推手——成大推廣教育中心辛致煒主任，雄才大略的他，為成大推展全新系列的磨課師課程。

　　根據衛生福利部與國家衛生研究院剛出版的《2020臺灣高齡健康與長照服務年報》，透過健保醫療利用統計可觀察高齡者醫療利用情形，在2020年高齡者的健保門診就診率，65-74歲就99,655人/每10萬人，75歲以上都超過10萬人/每10萬人，健保住院就診率65-74歲、75-84歲及85歲以上，分別是1/7、1/5和1/3。由此，可以想見幾乎所有高齡者都會面臨到許多用藥的問題，無論是西藥、中藥、草藥，甚至各種「有病治病沒病強身」的保健用品，尤其隨著年齡增長，多重共病的比例更高，多重用藥的情形更無法避免。至於日常飲食保健、自我照顧需求，那就更不用說了，高齡者在長久的生命歷程中，累積歸納各種生活經驗、接觸各式各樣的訊息與親朋好友的推薦，每位長者都自有一套飲食生活用藥保健的邏輯，如

何面對各種長者及其照顧者極大落差的健康識能，是高齡照護上非常大的挑戰。

所幸成大醫院高齡醫學部的幾位優秀同仁：盧豐華醫師、張家銘主任、楊登棋醫師、黃基彰醫師、孫健耀醫師及羅玉岱醫師，藉由長久以來照護高齡者的過程中，累積了許多對於高齡者及其照顧者的觀察與實務照護經驗，加上本院柯玉珍營養師、黃千惠等藥師群，還有衛福部臺南醫院中醫師徐瑜璟、聯欣診所顏佐樺醫師及耆樂居家長照機構陳柔謙社區護理師等臨床照護夥伴，由羅玉岱醫師擔任主編，將深入淺出的線上「高齡長者用藥與飲食保健自我照顧課程」，再次轉譯成更淺顯易懂的科普版的高齡自我照護寶典，搭配線上課程更加實用的提供高齡者、高齡照護學習者更好的自我照護及學習工具，整體而言，就是希望能達到高齡者自主、全家人安心的照護目標。

本書完成後，我有幸成為首位閱讀者，除了提供一些吹毛求疵的小修正外，更驚豔於整個架構的完整與內容的豐富，編排符合高齡友善，感謝成大出版社願意推出此寶典，將有助於大幅提升高齡者及其照顧者的健康識能。

推薦序

成大高齡醫學部，整合照護的最佳典範

■成大醫學院藥學系副教授、成大醫院藥劑部主任／鄭靜蘭

　　讀完這本書後，腦海出現一句話「執子之手，與子偕老」，這是出自《詩經》的〈邶風‧擊鼓〉篇，一般會被用來祝福新人，但原始的意思是兩位春秋戰國的戰士牽手互相鼓勵，除了不要戰死沙場外，還要一起活到頭髮變白。就如同要照護高齡長者，除了醫療人員提供的專業外，陪伴者的支持佔了相當重要的角色，我想這也是本書標題「自我照顧課程」的涵意。

　　從國內統計資料，大家都知道台灣即將在未來5年成為超高齡化的社會，但是我們準備好了嗎？本書雖然以疾病做分節介紹，但內文皆隱藏著「希望大家要好好看待高齡長者不同層面的問題」。我們部內有幾位藥師畢業於成大臨藥所及老人研究所，都受到盧豐華主任及張家銘主任指導，很早就接觸周全性老年評估量表，在老人科病房也一直有專責的藥師提供服務，因此，建立了醫藥整合照護的基礎；且在楊宜青院長著手開立高齡整合門診，就將藥師整合門診納入，並且給予獨立的空間，也一直期待藥師可以在醫師看診前完成病人諮詢，提供用藥建議，這些不但是對藥師的肯定及信任，也是我們未來想努力的目標。

　　在讀到藥師寫的章節時，突然有另一個感觸，除了臨床服務外，在學校也應該讓藥學系的學生思考未來在藥品開發上特別考慮高齡長者在藥品

使用上的議題，例如特殊劑型，以提高服藥方便性及減少副作用等面向。

　　最後，很高興羅醫師邀請我寫序，每次看到她面對病人或是醫療人員總是滿面笑容，我想高齡長者看到她，又聽她說話，病都好了一半了。這本書的內容非常值得推薦為所有醫療人員在踏入高齡照護的入門書，編排的方式也讓一般民眾可輕易了解重點，尤其照護者或是即將成為高齡長者都應該仔細一讀。

編者序

建立正確的高齡用藥與飲食保健觀念，
應從大眾教育開始做起

■成大醫院高齡醫學部／羅玉岱醫師

　　2019年6月底，我甫從高雄來到成大醫院高齡醫學部報到，作為這個部門第一位到任的主治醫師，在尚未熟悉工作環境的一切之際，便被當時部門主任楊宜青教授交辦，撰寫一堂與高齡者用藥與保健相關的線上學習課程計畫申請書。這是由成功大學推廣教育中心統籌的全新系列磨課師課程，在中心辛致煒主任領導下，要求透過制定完整的標準作業流程與規範，引入設計思考的概念與手法，讓輸出的線上課程能兼具品質並有益學習。儘管當時我已經擔任過成大護理部磨課師課程的講師，略為了解課程拍攝與線上教學進行的方式，面對如此具挑戰性的任務，心中仍然充滿焦慮與惶恐。

　　然而當我思考到我國高齡者多重用藥、不正確用藥，以及自行購買服用保健食品的問題十分普遍，身為老年醫學專科醫師，臨床上時常看到因為用藥觀念不正確、錯誤使用藥物、不遵守醫囑，自行購買成藥或來路不明的保健食品等行為，而影響其健康或導致功能衰退的高齡者。有感於要改善這樣的現況，實在應該從民眾教育開始做起，所以在後來接任高齡醫學部主任的盧豐華副教授指導下，我著手規劃出「高齡長者用藥與飲食保健自我照顧課程」。此課程主要是呼應高齡社會民眾自我健康照護，與培

育高齡跨領域照護人才之需求增加所開設。為增進高齡者的用藥安全，以及提升民眾對於藥物與保健食品的健康識能，課程內容針對高齡者用藥相關一般性概念、常見疾病治療目標、高齡者常有困擾的特殊劑型藥物使用須知、中藥與保健食品的正確使用觀念，以及善用飲食幫助高齡者進行健康照護等主題，進行淺顯易懂的解析與闡述。同時搭配實際個案分享，和活潑生動的Q&A問答，來回應課程中提到的重要概念，幫助學習者能夠感受用藥問題對照護現場的重要性，與如何在日常實踐正確高齡者用藥概念。課程內容除提供跨領域照護教育使用外，也很適合一般民眾與家庭照顧者進行學習，提升健康識能與自我照顧能力。

本線上教科書的規劃，需歸功於成功大學推廣教育中心具遠見的標準流程設計，磨課師課程開始進行拍攝前，推廣教育中心先透過2019年7月29日下午的工作坊，清楚說明了課程教材製作的規格，以及相關經費與行政協助，當時就有告知課程計畫主持人，在課程教學影片完成後，會逐步製作線上教科書，完成後提供課程學習者下載，以增進其學習效能。我仍記得工作坊那天是邵揮洲教授的生日，大家還一起幫教授慶生，感覺整個團隊兼具專業、熱情與製作磨課師課程的寬廣視野，讓被委任為成大醫院高齡醫學部「高齡長者用藥與飲食保健自我照顧課程」主持人的我，少了些不安，多了期望與力量。

「高齡長者用藥與飲食保健自我照顧課程」在2020年9月完成全數教學影片拍攝，之後進行逐字稿校稿以及線上測驗出題，在2021年2月正式在成功大學教務處推廣教育中心N3learning線上學習平台上架，本課程經由專業老年醫學醫師、中醫師、營養師、藥師與社區護理師，整理出常見與實用的高齡者用藥的各面向考量，以及各種中西藥、飲食、健康保健用

品的正確使用觀念，最後並透過實際案例來回應課程中提到的重要概念，如何在日常實踐。

　　本教科書內容十分深入淺出，可以幫助選修這門線上課程的同學們，搭配教學影片共同學習，以具備高齡者日常用藥與飲食保健的照顧基本知識與概念。初稿於2021年8月編排完成後，轉由課程教師群進行潤飾與修正，在2021年12月完成線上出版之準備後，轉進行紙本教科書出版之審查申請，爾後感謝審查委員的美言，以及成大出版社的同意出版，細數從當初開始規劃製作此課程至今，已歷經三年的時間，但過程中透過不同階段的製作、溝通、協調，讓我很清楚地認識線上課程的特色與製作甘苦，也同時學習如何製作與經營磨課師課程，可以說我不但是此課程的規劃者，也是此課程的深度學習者。

　　感謝以下課程老師，從影片拍攝、逐字稿校正、線上測驗出題，到本書的編排與修訂這二年多漫長的過程中，持續給予協助與回饋。首先是成大高齡醫學部所有優秀的主任與主治醫師群：盧豐華、張家銘、楊登棋、黃基彰、羅玉岱與孫健耀醫師，大家在繁忙的臨床工作中特別撥空來協助本課程與教科書的製作。此外還要感謝成大醫院藥劑部與黃千惠組長、成大醫院營養部柯玉珍營養師，以及外部邀請來賓徐瑜璟中醫師、顏佐樺醫師與陳柔謙護理師。感謝李孟學老師協助本課程進行設計思考工作坊，讓我們課程內容更能貼近學習者的需求，感謝王巧伃小姐繪製教材全數插圖，使風格一致且清楚易懂，也感謝協助拍攝Q&A影片的李薇個管師與蔡詠筑小姐。最後，還是得感謝一開始推我入坑的楊宜青教授，沒有他的委派與信任，我就無法獲取這場深度學習旅程的入場券。

本教科書的完成，要特別感謝成功大學推廣教育中心的所有成員，從一路上持續給我最大鼓勵與支持的辛致煒主任、本課程專門窗口的蔡嘉欣小姐二年半來溫柔與專業的陪伴、協助核銷事宜的美甄、拍攝團隊（恩賜、弘慧、黎諼）、負責編排與美編的沂臻小姐，讓本書圖文並茂，增進線上學習的效能。最後，還是衷心期盼能透過本書的出版與「高齡長者用藥與飲食保健自我照顧課程」，能夠影響選修這門課的學習者，建立正確的高齡用藥與飲食保健觀念，提升我國高齡者的用藥安全。

羅玉岱

2022/06/26

第一章
高齡者健康生活型態、需求與身心功能的狀態

盧豐華醫師
國立成功大學醫學院醫學系高齡醫學科主任
國立成功大學醫學院醫學系家庭醫學科副教授
國立成功大學醫學院附設醫院社區健康照護中心主任
國立成功大學醫學院附設醫院家庭醫學部行為科學科主任

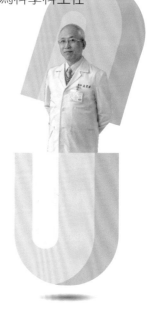

 課程影片

1. 掃瞄QR Code
2. 進入國立成功大學線上學習平台
   https://www.nlearning.ncku.edu.tw/nlearning/
3. 登入／註冊（未註冊者請先註冊加入會員）
4. 首頁→醫療→高齡長者用藥與飲食保健自我照
   顧課程→第一週：高齡者的健康生活型態、需
   求與身心功能狀況

老化，是從出生就開始的過程，它的定義是生理的健康隨著時間的增長而變老、變得較遲鈍或變壞。雖然老化是一個無法避免歷程，但在現今醫療進步已可以透過各種的保健方法來延緩老化。

第一節　老化的生理、心理以及社會的變化

1.1.1 健康的定義

在談老化之前，要先知道所謂健康（Health）的定義，世界衛生組織在1946年，對「健康」所訂的定義至今仍未被修改過，可見定義寫得很好。它的定義為：「健康是生理、心理以及社會等的完全安寧的一個狀態，不僅是沒有疾病或虛弱」（世界衛生組織，1946），英文原文為 "Health is a state of complete physical, mental and social well-being and not merely absence of disease or infirmity." 即「健康」指的是一個安寧美好的狀態，而非單指身體沒有疾病，影響健康有三個元素，分別是生理、心理與社會，三者彼此之間並不是個別獨立，而是相互有關聯，如圖所示（圖1-1-1）。

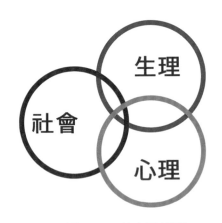

● 圖1-1-1　健康三層面

1.1.2 老化（aging/ageing）的定義

老化的定義是指隨著時間與年齡的增加所產生的退化。從健康的角度更詳細地來看老化，即由生理、心理跟社會這三個層面了解老化過程中會遇到的問題。在生理層面，主要強調的是器官的退化；在心理層面，長者可能會遭遇到焦慮與憂鬱的問題；在社會層面則是退休或者是從社會退縮

的問題。

　　人人都怕老或怕老化對自身造成生活上的影響，因此學者們一直在探討如何用比較積極方式面對老化。因應不同年代，有學者陸續提出積極面對老化的名詞，例如：健康老化（healthy aging）、成功老化（successful aging）、活躍老化（active aging）、貢獻老化（contributive aging）等，其中「成功老化」是最早被提出且廣泛地被運用。下面將針對「成功老化」與「活躍老化」這兩個較常見的名詞做進一步說明。

1.1.3 成功老化（successful aging）

　　「成功老化」是由兩位學者Rowe和Kahn（1987, 1997, 1998）所提出，包含三個要素：(1)避免罹患疾病與因疾病而發生失能的危險（avoiding disease）、(2)維持高度的認知與身體功能（maintaining high cognitive and physical function）、(3)主動參與社會（engagement with life）：關係的建立與生產力的提供。內容涵蓋健康的生理、心理與社會三個層面。

1.1.4 活躍老化（active aging）

　　「活躍老化」除了包含「成功老化」的內涵之外，更強調長者擁有「工具性日常生活活動功能」以及「投入老年生產力活動」的能力。舉例來說，長者即使有功能上的問題，但在軟硬體設施輔助之下，使長者在安全舒適的環境中亦能參與活動，仍能擁有良好的生活品質，以達到最佳的老化過程。

　　如表1-1-1所示，比較「成功老化」與「活躍老化」兩者概念上的差異，在日常生活活動功能方面，成功及活躍老化都希望長者能夠正常、獨立地運作；在工具性日常生活活動功能方面，是指比「日常生活活動功能」還能執行更進階的日常生活活動項目，例如：高齡者要能自己打電話、能自己理財、能自己洗衣服等等，「活躍老化」較「成功老化」更強

調這一部分功能的正常；在「**認知功能**」及「**憂鬱症狀**」方面，成功及活躍老化都希望長者認知功能是正常且無憂鬱症狀；在**社會支持**方面，成功及活躍老化都希望長者有良好的社會支持；在**投入老年生產力活動指標**方面，「活躍老化」特別強調「投入」一詞，長者身體功能良好時，應積極參與活動，因為在「投入」的過程中，長輩們一定會動手、動腳以及動腦，這些都能讓老化延緩。

表1-1-1　成功老化與活躍老化比較

指標	成功老化	活躍老化
日常生活活動功能	正常	正常
工具性日常生活活動功能	-	正常
認知功能	正常	正常
憂鬱症狀	無	無
社會支持	良好	良好
投入老年生產力活動	-	投入

1.1.5 年齡增長的各項功能改變

隨著年齡增長，生理、心理及社會層面功能的變化如圖所示（圖1-1-2），生理的功能從出生到青少年時期達到頂端，達到最高峰後就會慢慢開始走下坡（退化）。舉例像是奧林匹克的運動員，一般選手年齡幾乎都介於20幾歲之間，很少超過30歲。

社會功能方面，兒童時期或青少年階段處於唸書時期，所以參與社會事務比較少；大學、研究所畢業後，開始參與社會服務或勞動，有了生產力後，社會功能就逐漸增加，到老年時期，大部分人在退休之後就沒有從事工作或職業，因此社會功能開始下滑，雖亦有人可能繼續工作，或採取漸進式的方式退休。所以社會功能從大學或研究所畢業到退休前，這一段

有工作的時間是社會功能是最好的時期。

　　心理功能方面，則是隨著年齡增加而增長。65歲以上或退休年齡層的長者，因為累積許多社會經驗，除非因生理上受失智的影響，不然心理功能仍會隨著年齡而增長。因高齡者累積了很多人生的經驗，所以仍有值得我們去學習效法之處。

　　除了前述所提的生理、心理與社會三個層面以外，高齡者還要特別強調「功能」層面（圖1-1-3，圖1-1-4）。此「功能」指的是日常生活功能與社交功能。有時候長者因為雙腳不方便、關節退化等等，無法自理或獨自完成活動，而需要依賴別人，這樣子就不算處於健康狀態。

　　年輕時期一般人生理健康狀態的差異度小，大部分的日常生活功能都不會有問題，然而隨者年齡增長，個別健康狀態的差異就越來越大，例如：我們可以看到有些高齡90甚至100歲的長者還能跑步，但有些未達65歲者，已經處於臥床狀態。因為生理健康狀況的差異，會影響長者們的日常生活功能，所以在齡者健康層面中必須特別強調「如何讓每一個人的日常生活活動功能可以持續」，即除了生理、心理、社會以外還要額外再加「功能」這一個層面，才能使長者有良好的生活品質與尊嚴。

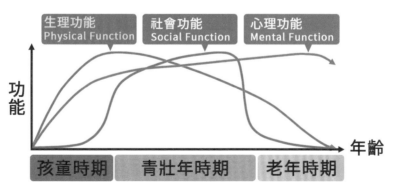

● 圖1-1-2　隨年齡增長各項功能改變的趨勢

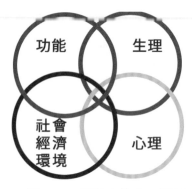

● 圖1-1-3　高齡者健康四層面

基本日常生活活動功能(六項)

(activities of daily living, ADL)

1.吃飯　3.移位　5.大小便

2.穿衣　4.如廁　6.洗澡

工具性日常生活活動功能(八項)

(instrumental activities of daily living, IADL)

1.上街購物　　5.洗衣服

2.外出活動　　6.使用電話的能力

3.食物烹調　　7.服用藥物

4.家務維持　　8.處理財務能力

● 圖1-1-4　基本及工具性日常生活活動功能老化項目

1.1.6 影響高齡者健康因素及其彼此關係

　　高齡者健康由三個因素來做決定，第一個就是本身器官的老化，另外兩個因素則是有無急性疾病或慢性疾病。這三個因素都良好就比較不會有問題，如果一位長者器官老化且有慢性疾病，但是沒有急性疾病，他的生活可能還可以自理，並維持不錯的生活品質，但若罹患急性疾病很可能就會影響其生活。這三個因素交互影響高齡者的健康，所以在評估高齡者健康狀況時，需同時考量。

1.1.7 生理老化

　　接下來分別就各器官來探討生理老化現象：包括腦及神經系統、消化道、消化器官、肌肉骨骼系統、循環系統、呼吸系統、泌尿排泄系統、感官系統、內分泌系統、造血與免疫系統，以下分別詳述其老化的現象。

1.1.7.1：腦及神經系統

　　腦及神經系統其實從20歲就開始退化，到80歲約減少5-7%重量，大腦重量減少相對的大腦血流量也會減少，突觸數量（突觸指的是神經與神經間接觸的點）也跟著降低，代表著神經訊息的傳導就會減少、資訊傳導的速度也會減慢，因此面對外界的刺激，長者的反應也就變得比較慢。

1.1.7.2：消化道

　　從口腔至食道、小腸、大腸以及整個黏膜上皮組織都是一直在更新，但隨著年齡增長，它更新的速度會變得緩慢、口腔黏膜也會逐漸萎縮變薄。此外味覺也跟著退化、唾液腺分泌的唾液減少。所以常會聽見長者抱怨嘴巴容易乾，這即是唾液減少的原因所導致。老化也導致牙齒脫落以及牙周發炎，若沒有定期保養，容易導致牙周發炎或牙周病，甚至掉牙。咽喉肌肉退化導致吞嚥靈活度降低，所以長者在吞東西時比較容易嗆到。在腸胃方面，腸道蠕動收縮的幅度會跟著減小，所以高齡者比年輕人容易便秘、脹氣。除此之外高齡者也容易有潰瘍或吞嚥困難，甚至嚴重者還有腸阻塞，此時則需急診治療。

1.1.7.3：消化器官

　　消化器官包含肝臟、胰臟及膽囊。在肝臟部分，老化導致肝臟的重量、血流量都減少，重量減少代表著肝細胞數目減少，因此肝再生能力就變得比較差，所以肝臟修補能力也變得比較弱。老化也會導致胰臟體積縮

小、血液的流量減少、分泌的胰島素也跟著減少,所以隨著年齡增加,比較容易有糖尿病症狀發生。另外,老化也使得膽囊裡的膽汁變得比較濃稠,沉澱物跟著增加,所以長者比較會有膽結石的症狀發生,一般膽結石不一定要處理,但是如果有感到疼痛,此時就需要醫療處置。

1.1.7.4:肌肉骨骼系統

人的身體從30至80歲,肌肉量約減少了三分之一,肌細胞減少也導致肌肉內脂肪及纖維就增加,因此肌力也變得比較差。骨骼方面,隨著年齡的增長,自35歲開始骨質即明顯流失,女性尤其在停經以後更加明顯。韌帶方面,它是連接骨頭與骨頭的組織,藉有韌帶包裹,關節才能固定併活動,但隨著年齡增加,韌帶彈性及伸展性也跟著降低,所以有些高齡者走路可能會有「劈啪」的躁音。另外,老化也造成軟骨變薄、強度下降,所以高齡者常有關節退化問題,走路過多時膝關節就會疼痛,或是長者有骨質疏鬆,一不小心跌倒骨頭就斷裂。

1.1.7.5:循環系統

循環系統中最重要的就是心臟,因為心臟不跳動就沒有生命,而心臟本身是由很多的小肌肉群所組成,這些心肌細胞數目會隨著年齡增長而逐年減少,其減少數目為每10年大概減少3-5%,而心肌細胞的減少會導致心臟變得比較長、比較大也變得比較鬆,亦即收縮能力變差。此外,心臟的瓣膜會因經年不斷使用而磨損,所以常會有閉鎖不全的問題。在血管方面,容易硬化、紆曲,甚至有些血管內壁因為逐漸斑塊堆積而導致血管狹窄甚至阻塞,如果阻塞的部位在腦部,就稱為腦中風;阻塞位置於心臟,就是狹心症;腳血管阻塞腳就會缺血而變黑色,成為俗稱的烏腳病。此系統在高齡者常見的疾病有高血壓、冠狀動脈疾病、心臟衰竭及中風等。

1.1.7.6：呼吸系統

呼吸系統自30歲以後開始老化，60歲老化速度增加更快速。在肺功能方面20至80歲就減少約40%。此外，空氣污染、吸菸使得肺功能退化的速度更加快速。我們呼吸的時候胸廓會擴大，而老化導致胸部前後徑增大，所以胸廓外型從本來較為扁形變得比較圓形，肺部擴張性會比較差，空氣交換能力也會降低。再者，肺泡數目也隨著老化減少，因此空氣交換的表面積就減少，所以高齡族群比較容易罹患肺部的感染及慢性阻塞性肺部疾病。

1.1.7.7：泌尿排泄系統

腎臟主要是由腎元所組成，腎元的功用可以代謝身體內的廢物，將有毒的物質排出，也將有用的物質再吸收回來。高齡者的腎臟體積減少25-30%，腎小管數量逐漸減少且長度萎縮，使得腎臟功能降低。膀胱因老化收縮力減低，所以排尿時要久一點才能啟動解出小便；另外，膀胱括約肌也會變得鬆弛，因此長者容易漏尿，即發生所謂的尿失禁。在男性方面，老化也會導致攝護腺肥大，容易有頻尿、排尿慢、尿流細小的情形產生，嚴重時會尿不出來。

1.1.7.8：感官系統

在感官系統方面，眼睛易患有白內障及老花眼，耳朵會有聽力損失，鼻子會有嗅覺能力下降，舌頭味覺也降低，所以常見高齡者飲食習慣較喜歡重鹹及重甜，這大都與感官系統退化有關。另一個感官——觸覺，雖然一般認為影響不是非常大，但其實每一個人還是仍感受到變得比較不敏感。

1.1.7.9：內分泌系統

　　身體的分泌系統有很多器官，老化對其功能影響較小者，包括有：甲狀腺、位於甲狀腺後方的副甲狀腺及位於兩邊腎臟上方的腎上腺，這些腺體都與身體新陳代謝有關。老化影響較大的內分泌系統有：位於腦部下方的腦下垂體，其分泌之生長激素會減少，以及腦部的松果體，其減少分泌褪黑激素會影響睡覺品質，所以高齡者常出現睡覺問題。另外，胰臟本身的蘭氏小島也是內分泌系統，老化會使胰島素分泌減少或效能降低，所以會隨著年齡增長容易發生糖尿病。

1.1.7.10：造血與免疫系統

　　一般而言，老化對血液系統的影響不大，此系統包括血液裡面的紅血球、白血球、血小板以及凝血因子。免疫系統方面就會因為老化而使得免疫反應退化，所以在年齡比較大長者，比較容易受到感染，甚至比較容易長腫瘤。

1.1.8 社會及心理老化

　　社會及心理的老化，雖然是被歸類為兩個各別的區塊，但兩者其實是相互影響的（圖1-1-5）。如高齡者在社會層面上會碰到退休、配偶死亡、婚姻問題及婆媳相處問題、兒孫管教問題等，會導致心情不佳。例如：孩子不聽話就會導致父母親心情不好，大多的情況下是孩子有些事情跟我們想像的不一樣，進而影響了父母的情緒，如果父母擔心的狀況太嚴重，可能就會有焦慮或憂鬱情況發生。

　　在心理層面，是跟個人個性還有他周遭的環境刺激有關。例如遭受事情難以處理時，最常見會發生焦慮。所謂焦慮就是雖然不好的結果還沒有發生但擔心該不好結果很可能會發生時所出現的情緒，如果經過努力以後事情的最後結果果真不好時，那時候叫失落。失落就可能導致憂鬱，不管

是焦慮或憂鬱都會影響我們的睡眠，造成失眠問題。其他影響因子還有失智、腦部的退化等。

社會　生活事件

* 退休
* 配偶死亡
* 婚姻問題
* 家務問題：兒孫問題

心理　遺傳及環境影響

* 焦慮
* 憂鬱
* 睡眠障礙
* 認知障礙(失智)

● 圖1-1-5　社會及心理老化常見的問題或現象

1.1.9 功能老化

　　所謂的「功能」可分為兩大項，分別是「基本日常生活活動功能」及「工具性日常生活活動功能」（圖1-1-4）。基本日常生活活動功能有六項，包含吃飯、移動位置、大小便、穿衣服、上廁所與洗澡，是維持獨立生活的基本功能。工具性日常生活活動功能比基本功能的執行難度更高，其項目包含上街購物、外出活動、烹調食物、洗衣服、使用電話的能力、服用藥物及處理財務的能力等。將於下一小節繼續探討。

第二節　高齡者健康與功能的關係

　　世界衛生組織對於健康的定義只包括生理、心理及社會三個面向，但對高齡者而言，最重要的是在日常生活中能自理，能夠去做他們自己想要做的事情，不需要靠依賴他人，才能有較好的生活品質及尊嚴。因此本章第一節所提健康的層面，在高齡者還要特別增加一項就是「功能」，本節將更詳細描述其重要性。

1.2.1 功能與高齡者健康評估各面向交互關係

　　影響功能的因素有很多，除前述所提及的生理、心理與社會外，其他因素還包括靈性、經濟、環境、認知等（圖1-2-1），功能的呈現是上述各項因素的總和。我們如果要評估長者的功能，或者在長者功能出現問題時，可以從這些因素中找出原因，才能針對問題的徵結進行改善，給予長者一些介入的措施，提升功能改善生活品質。

　　功能與健康的關係，相互影響因素很多，若高齡者疾病嚴重，需再做其他評估。重點是需要經過評估之後，才能夠準確地知道有哪些需要改善的地方。接下來的章節將介紹長者功能評估的方式。

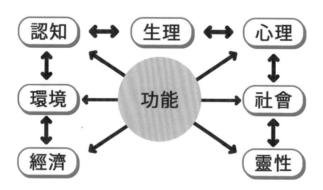

● 圖1-2-1　功能與高齡者健康評估各面向的相互關係

1.2.2 周全性老年醫學評估（Comprehensive Geriatric Assessment, CGA）

周全性老年醫學評估，是指完整地評估高齡者的生理、心理、社會、經濟、環境等狀態，藉由評估發現需要改善之處，進而幫助長者保持日常生活活動功能，增進生活品質。在國立成功大學醫學院附設醫院高齡醫學部的門診服務，目前對高齡者周全性評估的內容有24個項目（表1-2-1），評估結果分成九級，依據不同分級給予長者不同的一個建議。以下就列舉部分評估項目加以說明。

手握力：利用手握力測試器評估長者左手、右手可握各多少公斤，再藉評估結果擬定訓練計畫。

起身行走測試：請長者從椅子坐著然後再站起來，接著評估他走路的速度，從這個速度的秒數來判定長者起身行走的功能有無問題。

跌倒評估：可使用身體功能的量表，做初步檢視，經過篩檢後，如果長者有跌倒的危險性，需要做更進一步詳細詢問。

尿失禁：排尿是一項很重要的功能評估，如果長輩此項功能不好，可能就不喜歡出門。常有高齡者的子女想帶父母出國遊玩，卻被父母親婉拒的案例，其實是長輩不是不想出國旅遊，而是擔心出外若尿失禁怎麼辦的困擾問題，因此限制他們的活動意願。再者，因為尿失禁的緣故，長者容易因急著跑廁所而造成跌倒，所以尿失禁對長輩生活影響層面很廣。

心智功能：評估長者是否有憂鬱症狀、心智狀態、記憶力等等這些功能有沒有退化。

營養評估：了解長者是否有體重降低、營養狀況如何，藉此能夠提早發現問題早期介入。

疼痛評估：了解長者有沒有身體哪些地方疼痛以及疼痛的原因。

高醫療利用：探討長者有沒有高醫療利用的情況，例如長者是否常看門診、常住院，如果有這些情況發生要進一步去了解高醫療利用的可能原因以及改善的方法。

多重用藥：所謂「多重」不同學派有不同的定義，有五種或八種以上藥物的分類法。高齡者因為慢性疾病甚至加上急性疾病，服用的藥物相對比較多，因此多重的藥物，造成藥與藥之間的交互作用，還有單獨藥本身的副作用，都有可能造成所謂的醫源性的問題。所以長者有多重用藥的情形是需要進一步去分析、評估用藥的必較性，斟酌使用藥物，以減少多重用藥產生的問題。

醫源議題：是指因醫療提供的照護導致長輩不適的狀況，例如長者因為插鼻胃管而影響胃口或吞嚥、藥物引起的副作用等等，這些都需要評估。

壓瘡：也叫褥瘡，常發生在薦椎，就是尾椎的部位。若長者平躺太久沒有翻動，一般超過兩小時或以上時間未翻動，就容易有褥瘡的發生。如果長者有褥瘡，需要及早改善要不然傷口會越來越嚴重，且傷口容易感染就可能繼發敗血症而有生命的危險。所以若發現有褥瘡問題，要盡早發現盡快處理。

照顧議題：了解長者在家的主要照顧者是誰，且在照顧上有沒有問題。

社會經濟：了解長者日常生活的支出來源、醫療費用來源以及是否為中低收入戶等。如果經評估長者在經濟上有困難，可以轉介社會福利單位申請相關資源。

疫苗：了解長者預防針施打的狀況，常見的疫苗種類有：流行感冒預防針及肺炎雙球菌疫苗等，都是建議長輩施打的項目。

預立醫療照顧諮商：現今社會大力推廣預立醫療決定，不同於以往避談死亡的社會風氣，然而目前多數長者仍未接觸這方面的概念。所以需要有方式的引導他們思考，如果在未來身體狀況比較不好的時候，他們的想法是什麼。若長者願意接受相關諮商，可以進一步將他們的意願書面化，並且

登記在健保卡上面。如果身體狀況不幸轉壞的時候，家屬還有醫療人員就有依據去處置，可以減少不必要的痛苦或者是一些不必要的醫療資源浪費。

表1-2-1　周全性老年醫學評估項目之範例

1. 混亂狀態評估（confusion assessment method, CAM）
2. 一般日常生活活動功能（activity of daily living, ADL）
3. 工具性日常生活活動功能（instrumental activities of daily living, IADL）
4. 臨床衰弱量表（Clinical Frailty Scale, CFS）
5. 手握力（hand grip）
6. 起身行走測試（up and go test）
7. 跌倒（falls）
8. 簡式身體功能量表（short physical performance battery, SPPB）
9. 視力（vision）
10. 聽力（hearing）
11. 尿失禁（urinary incontinence）
12. 老年憂鬱量表（geriatric depression scale, GDS）
13. 簡易心智狀態問卷調查表（short portable mental state questionnaire, SPMSQ）
14. 迷你營養評估表（mini nutritional assessment, MNA-SF）
15. 睡眠（sleeping）
16. 疼痛（pain）
17. 高醫療利用（high health care utilization）
18. 多重用藥（polypharmacy）
19. 醫源議題（iatrogenesis）
20. 壓傷（pressure injury）
21. 照顧議題（care issues）
22. 社會經濟（socioeconomic）
23. 疫苗（vaccine）
24. 預立醫療照護諮商(advance care planning, ACP）

第三節　老年病症候群（geriatric syndrome）

本章節主題是高齡者常見的健康問題——老年病症候群（geriatric syndrome）。

1.3.1 老年病症候群

老年病症候群是一個醫學專有名詞，用以描述老年人常見的健康問題。它的定義是指同一位高齡者身上因為有多重疾病因素（multiple aetiological factors），這些因素之間經過交互作用及累積的效應，導致高齡者以某一個症狀（single symptom）呈現的病態現象。

以譫妄為例，其造成的原因可能有失智、老化、脫水、失眠、嚴重疾病、藥物作用或感覺異常等等，以上眾多因素經過交互作用後，使高齡者以語無倫次、神智不清的譫妄現象呈現（圖1-3-1）（Olde Rikkert, Rigaud, van Hoeyweghen, & Graaf, 2003）。

其他常見的老年病症候群有衰弱及肌少症、跌倒、睡眠問題、頭暈、昏倒、褥瘡、大小便失禁、體溫調節障礙以及老年虐待等（表1-3-1），這些都不是疾病名稱，而是一個症狀或現象，因此醫療人員需由這些現象回溯所有造成的可能原因，才能給予高齡者完整的妥善治療，而非僅頭痛醫頭、腳痛醫腳的表象治療。

多重合併病程
- 失智　　● 老化
○ 脫水　　○ 失眠
● 嚴重疾病　● 藥物作用
○ 感覺異常

Multiple aetiological factors

Interacting pathogenetic pathways

特殊症狀表現

譫妄

Single symptom

● 圖1-3-1　老年病症候群：以譫妄為例

表1-3-1　老年病症候群

1. 衰弱及肌少症（frailty and sarcopenia）
2. 譫妄（delirium）
3. 跌倒（fall）
4. 睡眠問題（seep disorder）
5. 頭暈（dizziness）
6. 昏倒（syncope）
7. 褥瘡（pressure ulcer）
8. 失禁（incontinence）
9. 體溫調節障礙（disorders of temperature regulation）
10. 老年虐待（elderly mistreatment）

1.3.1.1 案例說明一：跌倒

　　高齡者跌倒的可能原因，包括生理上是否有糖尿病、關節退化、關節僵硬、骨質疏鬆、心血管疾病、神經肌肉功能老化、聽力障礙或視力障礙；還可能包括藥物副作用、藥物間的交互作用等，也可能因環境障礙因素，讓高齡者原本生理功能就已退化，步態反應比較慢的情形下，加上路面不平整或有障礙物，很可能就造成高齡者反應不及而跌倒。或是因有認知功能問題，如失智、神經精神狀況不穩定，加上最近家中有變故而導致心情焦慮或憂鬱，進而影響高齡者的專注力而跌倒。因此長輩跌倒就醫不單只是治療骨折、挫傷等外傷症狀，醫療人員還需要找出造成跌倒的所有可能原因，才能預防跌倒再次發生（圖1-3-2）。

1.3.1.2 案例說明二：尿失禁

　　高齡者尿失禁常見的可能原因，在生理方面包括是否有膀胱收縮力退化、關節退化疼痛、手腳關節靈活度降低或視力障礙，還可能包括藥物副作用及交互作用等。若為男性長輩還有攝護腺肥大的可能，都會影響其如

廁的動作速度，導致來不及走到廁所或走到廁所來不及脫褲了就尿下去了。另外還要考量長輩的認知與精神狀況，可能會因為焦慮導致小便量不多稍有尿意感就想要跑廁所，或亦可能因為有膀胱發炎造成頻尿，使得尿失禁狀況更容易發生。此外，環境障礙也可能是原因之一，這些可能因素加總的結果，就導致高齡者尿失禁。因此發現高齡者尿失禁時，不是只有開立抗生素或開立抑制膀胱收縮的藥物，需要探討所有可能的因素並一起處理，才能預防未來尿失禁的再度發生（如圖1-3-3）。

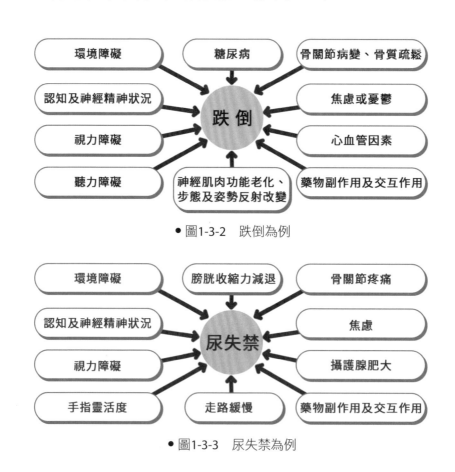

● 圖1-3-2　跌倒為例

● 圖1-3-3　尿失禁為例

1.3.2 高齡者的全人醫療

　　由老年病症候群的了解，就可以知道高齡者所需要的醫療，是全人、全方位、多角度、周全性的醫療，因此照顧者在日常照護過程中需多留意高齡者的整體狀況，以便就醫時能提供醫療人員完整的病史供診斷及處置參考。倘若病人及病人家屬提供的資訊越多，醫師就能越詳細地評估並發現潛在的健康問題，再經由不同專業領域人員，依高齡者的健康問題進行整合性的醫療處置，就是所謂的高齡者全人醫療（圖1-3-4）。

1.3.3 跨專業老年醫學照顧團隊

　　提供高齡者全人醫療的跨專業老年醫學照顧團隊主要成員有醫師（老年醫學專科醫師、家庭醫學專科醫師）、護理師、社會工作人員、物理治療師及職能治療師等。另外還需要有支持成員，依據高齡者的多重需求，會配搭營養師、足部醫師、語言治療師、義肢及矯正專業人員、臨床心理師、志工或相關宗教人士等，其中足部醫師在國外照顧團隊蠻常見但在台灣則尚未普遍（圖1-3-5）。

　　如上所述高齡者的症狀背後有多重問題，因此需要跨專業老年醫學照顧團隊，以病人為中心，由醫師、護理師、物理治療師、職能治療師及社工人員等專業人員同時進行周全性老年醫學評估及治療介入。所謂的周全性老年醫學評估項目相當多，在不同醫院之間會有共同的基本評估項目，但也會因醫院資源不同、人力關係或儀器設備不同而有不同的項目，表1-2-1舉出24種供參考。

1.3.4 結語：高齡者與老年病症候群

　　總結本章重點，在高齡者常見的老年病症候群大多都是由多重因素造成，因此須要透過周全性老年醫學評估才能找出根本原因，因此高齡者本身與其照顧家屬需了解周全性評估的重要性，才知道要在日常照護過程中

多加留意高齡者的各面向健康狀態，以便提供足夠資訊給醫療人員參考。醫療團隊成員在了解造成高齡者老年病症候群狀的多重因素後，需透過跨領域專業團隊會議，以良好的溝通技巧共同討論，提出解決高齡者問題的方案，並採取團隊合作的方式共同照顧病人，這就是照顧老年病症候群的特色以及重要性。

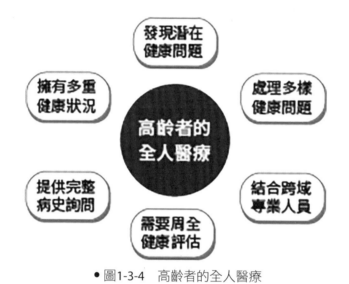

● 圖1-3-4　高齡者的全人醫療

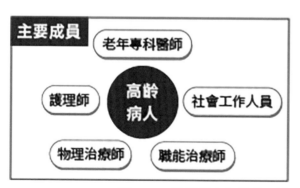

支持成員
營養師
足部醫師
語言治療師
義肢及矯正專業人員
臨床心理師

● 圖1-3-5　跨專業老年醫學照護團隊

第四節　高齡者預防保健概念介紹

本章節主題將介紹高齡者的健康生活型態、需求與身心功能狀態的預防保健概念。

1.4.1 健康老化的準備

人們若想要能健康老化就需要提前準備，在步入中年甚至更早之前就要開始從飲食、運動著手準備，養成良好的生活習慣。若只是心血來潮、一時興起不能持之以恆，對於健康老化幫忙就有限。雖然健康老化的概念在現今社會越來越普及，但一般人僅憑想像較難深刻體認老後的樣貌，導致提早作準備的動機不足，因此提醒除要具備健康老化的知識層面，還需要本身特意地去實踐。

報章雜誌或網路文章曾提及的四老四好：「老身鍛鍊好」、「老伴照顧好」、「老友聯絡好」、「老本保管好」，事實上已將此四老四好與健康老化的觀念結合，所謂老身鍛鍊好，就與我們的生理健康相關；老伴照顧好，跟心理健康有關；老友聯絡好，與社會健康有關，有朋友能互相鼓勵；老本保管好就是經濟狀況相關，這四個面向如果都照顧好，就能達到在本章第一節提到的「活躍老化」或「成功老化」。也就是說不管套用什麼樣的名詞，都強調需要在這四個面向預先為老化做準備（圖1-4-1），將經濟、環境廣義地與社會歸在同一面向，所以健康老化的準備需把四個面向都做好，接續內容分別描述四個面向的保健之道。

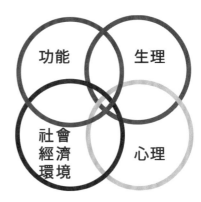

● 圖1-4-1　高齡者健康的四面向

1.4.2 生理方面的保健

生理方面的保健，首先最重要的就是維持適當的體重。依據研究顯示，高齡者的體重建議介於標準與過重之間，即只要不要過輕或肥胖就是適當體重。維持體重需要藉由正確的適當飲食與規律的適度運動來調控，另也要能不斷的學習新知，以下詳述生理保健的基本方式（圖1-4-2）：

正確的適當飲食
避免暴飲暴食、多吃蔬果、多喝水、少吃甜食、
脂肪攝取量不超過總熱量的25%、膽固醇應限制在300毫克內

規律的適度運動
促進全身血液流量、幫助睡眠、改善注意力、記憶力和計畫能力

不斷的學習新知
促進大腦神經細胞生長及延長神經細胞壽命，如閱讀、打麻將、玩拼圖等

● 圖1-4-2　生理方面的保健

1.4.2.1 正確的適當飲食

正確的飲食要避免暴飲暴食，多攝取蔬菜、水果及少吃精緻甜食；飽和脂肪的攝取量不超過每日攝取總熱量的10%，肥肉及內臟等食物宜少吃。膽吃雞鴨肉時，宜挑除脂肪以及雞皮、鴨皮後再進食。

食物烹調方式盡量採用清蒸、水煮、烘、燉、滷，避免油炸；盡量選擇植物油炒菜，避免使用動物油。含高膽固醇的食物，如內臟、蟹黃、烏魚子等宜減少食用，尤其是高齡者有高血脂肪問題時。另也需避免攝取高糖、高熱量食物，如：蛋糕、餅乾、精緻西點或糖果等，若長輩有糖尿病，因為水果本身糖分頗高，所以應挑選甜度較低的水果種類，攝取量也要有所節制，不宜吃到飽。

高齡者常因行動不便，擔心多喝水後需要跑廁所解尿的麻煩，因此比較不喜歡多喝水，所以需更注意長輩水分攝取是否足夠，以免引起尿道感染或脫水的問題。飲酒部分，雖有研究指出適量地喝酒，可以幫助身體血液循環，也比較不會失智等，但酒精會干擾深層睡眠品質，喝過多也會影響肝功能，因此不鼓勵藉酒助眠。在抽菸部分，不管身體有否慢性疾病，基於健康考量吸菸者都需要戒菸（圖1-4-3）。

```
┌─────────┐
│ 食物烹調 │ 用清蒸、水煮或燻烤替代油炸或勾芡
└─────────┘
┌─────────┐
│ 炒菜用油 │ 盡量選用不飽和脂肪酸較高的植物油
└─────────┘
┌───────────┐
│ 高膽固醇食物 │ 避免食用內臟、蟹黃、烏魚子等
└───────────┘
┌─────────────┐
│ 高糖高熱量食物 │ 減少蛋糕、餅乾、精緻西點等
└─────────────┘
┌─────────┐
│ 減少飲酒 │
└─────────┘
┌─────────┐
│ 戒除吸菸 │
└─────────┘
```

● 圖1-4-3 飲食保健

1.4.2.2 口腔保健

除了維持身體各器官如肝臟、腎臟及心臟等的健康外，高齡者的口腔衛生也非常重要。研究文獻指出，如果在年老時牙齒還能保持在20顆以上，就可以降低失智的風險。規律維持口腔衛生的基本方式就是刷牙，可大幅減少牙周病的發生，使牙齒較不易脫落。刷牙時除使用牙刷外，還可以依需要使用牙線或其他輔助潔牙的工具，如牙間刷或電動刷牙機等。

另外定期每半年至牙科清潔齒垢也很重要。若有牙周病的長輩需更頻繁進行潔牙，並學習使用牙間刷清理牙縫。若長輩有缺牙的情形就需要裝置假牙，維持由口進食固態的食物，維持營養的攝取（圖1-4-4）。目前政府有補助高齡者裝置假牙，相關費用可進一步查詢。

規律維持口腔的衛生

● 刷牙、使用牙線或輔助潔牙工具
○ 養成固定早餐及晚餐後潔牙習慣

定期檢查口腔及牙齒

● 每半年定期洗牙清牙垢　● 檢查口腔粘膜相關疾病
○ 防止蛀牙及牙周病發生　○ 假牙裝配、調整及清潔

● 圖1-4-4　口腔保健

1.4.2.3 運動

　　適度運動對身體健康會有重大的幫助，益處包括可以促進身體血液循環，維持肌力，也有助於注意力改善，思考也會比較敏銳；過多的運動有時反而容易增加運動傷害的機率。運動的選擇須考慮運動型態、運動強度、運動頻率、運動累積時間及運動強度的進展速度等，分別說明如下：

　　一般建議每週至少運動三次**累積30-60分鐘**，若時間許可，建議可以天天運動。已有研究指出，有時週間過忙，只有週六、週日的運動效果與每週運動三次差距不大，故工作繁忙者可考慮採行此種運動方式。運動頻率可以依照個人體能狀況調整，重點是將運動融入日常生活，使能持續、規律地執行，並依自己身體的狀態，選擇合適的運動型態、強度以及運動頻率。像體重過胖的長輩，過度地關節活動，如跑步或走路太快就可能會加重關節的負荷，所以可以考慮替代方案或是先由較輕度的運動強度開始，再依體能狀況慢慢增強。原本沒有運動習慣的長輩，運動的強度與頻率更需要循序漸進，避免突然運動太激烈而造成運動傷害。總之，高齡者的運動原則需要依照自己身體狀況、體能狀況有彈性地調整，將運動落實在日常生活中。此外，鼓勵長輩接觸新知以及參與需動腦的休閒活動，藉由思考的過程促進大腦細胞活化，也讓日常生活活動更為豐富（圖1-4-5）。

型態	規律性的有氧運動，如快走、跑步、游泳、腳踏車及肌力訓練
強度	根據心跳、攝氧量、個人主觀感受而擬定適當的運動強度
頻率	有氧運動每週3-5次，肌力訓練每週2-3次
持續時間	含暖身、實際運動及緩和運動，宜有30-60分鐘
進展	因人而異，一般而言，先養成規則運動習慣，等約一個月再調整運動內容，原則上先適應後再調整

● 圖1-4-5　運動

1.4.3 心理方面的保健

　　心理方面的保健重點在於學習使用正向思考面對壓力，下面六點正向思考方式供大家參考：

1. 常想一二不思八九：俗話說「人生不如意的事十之八九」，在日常生活中，大多數的情況不能盡如人意，因此這句話是勉勵人們，常想如意的事，少想不如意的事。

2. 多欣賞自己的優點：懂得欣賞自己的優點者，才有信心相信自己的決定並且給予自己鼓勵，也才能放鬆的過日子。

3. 少評斷自己的缺點：每個人都有不完美之處，了解自己能力所及之處，不需要過度放大自己的缺點，也不要拿自己的缺點跟別人的優點比較，用平常心看待並接受它是自己的一部分。

4. 不要太在意他人的看法：別人的想法、別人的批評，可作為自己改進的參考，但聽了之後，若自己覺得沒有錯就聽聽就好並感謝他人的關心，即盡量想方法讓自己過得比較快樂些。

5. 多想方法減少找理由：一般人面對事情發生通常會有正向跟負向的想法，思考正向的人遇到事情就去想解決的方法，反之，思考負向的人遇到事情容易怕作錯或作不好而去找理由，問題沒有解決就一直掛記

在心上，使自身情緒經常保持在緊繃的狀態中。

6. 減少使用「但是」、「不過」、「雖然」、「可能」之類的轉折詞：
一般人頭腦裡出現不好意念時，身體肌肉就會隨著情緒而自動緊繃，
所以若有焦慮或更嚴重之憂鬱情緒時，就會影響到生理的健康。因此
要學習於思考之後就做果斷的決定，即不要再被「但是」、「不
過」、「雖然」、「可能」的念頭困擾。

其他相關紓解壓力的方法還有很多，如運動、冥想、聽音樂、瑜
伽、種植花草等等，每個人需自行嘗試適合自己身體狀況或時間的活
動，沒有單一的方法是絕對有效，最重要的是調整自己內在的想法與觀
念，使自己生活愉快（圖1-4-6）。

正向面對壓力
- 常想一二不思八九
○ 多欣賞自己的優點
- 少評斷自己的缺點
○ 不要在意他人看法
- 多想方法少找理由
○ 思考時宜避免使用過多轉折
　　如：但是、不過、雖然、可能

舒解壓力方法
- 運動
○ 冥想
- 歌唱
○ 伸展
- 其他

● 圖1-4-6　心理方面的保健

1.4.4 社會方面

家庭對一個人的影響甚鉅，如何到高齡時仍可維持一個和樂家庭是很
重要的事，為保持良好夫妻關係，切記家庭是講愛，而不是講道理的地
方。若我們時常想用道理去說服家人，往往容易造成家人失和。在子女關
係保持方面，現在的孩子不像過去容易服從長輩，大多的孩子有自己的主
見與想法，所以首重是與子女有良好的溝通，而不是強迫他們一定要聽從

長輩的意見，才能夠與子女維持良好的互動關係。另外，保持良好人際關係也很重要，如何去互相尊重、溝通，並鼓勵高齡者參加社交活動，盡量與外界有互動，就不容易因為關在家裡而影響心情，對事物的觀點也容易自己鑽牛角尖。多參與社交活動就會發現人生各種境遇大家都曾經歷過，彼此傾吐、互相鼓勵、互相安慰，自己的心境就能調適得更快。

1.4.4.1 經濟方面

「老本保管好」是高齡者維持生活品質的關鍵，鼓勵長輩繼續投資理財，而非全將財產過繼給兒女。所以鼓勵退休之前自己要累積投資理財的知識，將資金放在能保值的投資標的，讓錢生出更多的錢，以抗衡物價通膨，使自己的老年生活不用擔心沒有固定的收入，也就不需要向兒女伸手。畢竟目前已經不是高利率時代，未來也不易再有高利率的好光景出現（圖1-4-7）。

高利率時代不再
● 沒有18%退休金優惠存款且定存利率低(1%)

及早規劃退休理財
○ 定期定額基金購買或長期持有績優股票
　高風險股票比重調降，增加低風險和低報酬的保守投資
● 活用資產：將不動產轉化為按月領取的現金，以房養老
　辦理「安養信託」或「退休養老信託」：商業型不動產逆向抵押貸款
　由信託財產定期支付生活費、安養機構費用及醫療費
　如有額外付款需要，由銀行通知子女(信託監察人)後，由信託財產支付

● 圖1-4-7　經濟方面的保健

1.4.5 功能方面的保健

　　以上所提到的生理、心理、社會和經濟等面向若能確實做到，高齡者的功能方面相對也就較能維持得好，另外也可以透過相關的復健醫療，來提升高齡者的功能狀況。所以高齡者具有規律生活、充足睡眠，以維持每天精力十足，體力能夠應付日常生活所需，就是高齡者功能的保養之道。

　　總結本章的重點除了每個人要有上述預防保健的概念，還要將保健觀念落實在生活中，知行合一，使自己的生理、心理、社會和經濟層面都維持在良好的狀態，使在年齡漸長過程，自身的日常生活活動功能都還能維持在穩定的狀態，就可為「健康老化」做好萬全準備。

參考文獻

1. Lachs, M. S., Feinstein, A. R., Cooney, L. M., Jr, Drickamer, M. A., Marottoli, R. A., Pannill, F. C., & Tinetti, M. E. (1990). A Simple Procedure for General Screening for Functional Disability in Elderly Patients. *Annals of Internal Medicine, 112*(9), 699-706. https://doi.org/10.7326/0003-4819-112-9-699

2. Preamble to the Constitution of the World Health Organization as Adopted by the International Health Conference. New York: World Health Organization, 19 June to 22 July, 1946.

3. Rowe, J. W., & Kahn, R. L. (1987). Human Aging: Usual and Successful. *Science (New York, N.Y.), 237*(4811), 143-149.

4. Rowe, J. W., & Kahn, R. L. (1997). Successful Aging. *The Gerontologist, 37*(4), 433-440. https://doi.org/10.1093/geront/37.4.433

5. Rowe, J. W., & R. L. Kahn (1998). The Structure of Successful Aging. In J. W. Rowe & R.L. Kahn (Eds.), *Successful Aging.* (pp. 36-52). New York, NY: Dell Publishing.

6. 楊登棋、黃基彰、張家銘（2015）。老年人之生理變化。蔡文輝、盧豐華、張家銘（合編）。**老年學導論**。五福出版社。

第二章
高齡者用藥特殊性、多重用藥與藥物整合的重要性

張家銘醫師
國立成功大學醫學院附設醫院高齡醫學部主任
國立成功大學醫學院醫學系暨老年學研究所副教授

楊登棋醫師
國立成功大學醫學院附設醫院高齡醫學部主治醫師
國立成功大學醫學院醫學系暨老年學研究所臨床助理教授

 課程影片

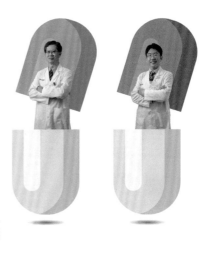

1. 掃瞄QR Code
2. 進入國立成功大學線上學習平台
   https://www.nlearning.ncku.edu.tw/nlearning/
3. 登入／註冊（未註冊者請先註冊加入會員）
4. 首頁→醫療→高齡長者用藥與飲食保健自我照顧課程→第二週：老年用藥特殊性及多重用藥與藥物整合的重要性

　　本章節重點在於介紹高齡者用藥的特殊性與常見用藥問題，若要了解以上這些議題，首先需認識高齡者藥物治療的步驟，以及治療過程中會影響老年人用藥的各種因素。

第一節　高齡者用藥的特殊性

2.1.1 成功的藥物治療步驟

　　一般來說，成功的藥物治療可包含下列步驟（圖2-1-1），但是這些步驟當中受到許多與高齡者相關因素影響，分別說明如下：

　　第一、**病人、家屬或親友認同有醫療照護的需求**：及時就醫的時機，受到文化、經濟、心理或生理損傷等多種因素所影響。許多狀況下，病人或其親友沒有認知到當下的病況需要就醫，例如血糖升高或認知功能衰退的症狀不明顯，不知道自己已出現疾病的問題，或表現出的症狀比較不典型、不明顯，家屬不認為有就醫需求，因而延緩就醫；或是病人行動不良或家屬沒有能力帶來就醫，例如經濟不好、擔心治療費用的負擔，因而延緩求醫、延遲診療而使症狀變得更嚴重，治療結果也可能因此受到影響。

　　第二、**與醫療專業人員聯絡**：意指當病人想要就醫時，是否可以自行至醫療院所、或透過網路進行掛號、是否能夠掛到合適的科別進行診療。由於高齡者行動不便，若直接至醫院、或使用網路掛號求診，可能要耗費很長的時間，也較年輕人相對困難。此外，不同科別對高齡者疾病與症狀的詮釋有所不同，況且高齡者臨床症狀的表現與年輕人十分不同，除了該有的相關臨床症狀相對輕微，反而非典型的表現相對較多，例如體重減輕、頭暈、跌倒等與傳統器官疾病比較不相關的症狀。這種臨床表現容易影響高齡者尋求到適當的科別，進而影響高齡者獲得正確的診斷跟治療。

　　第三、**診斷**：就醫過程中，高齡者除了上述所提到臨床表現不典型、描述不明確，較不容易獲得正確的診斷外，高齡者求診時，除了主要

的問題，常常同時合併許多的急性與慢性疾病與用藥，而多重共病與用藥也會干擾主要疾病的診斷與治療方向。

第四、**治療計畫與處方**：當開始進行治療計畫，用藥過程中，除了注意肝腎功能外，高齡者若是本身患有憂鬱症、失智症、有失能狀況、視力不佳、聽力受損等，都會影響治療的效果。開立藥物時需同時考慮：是否已經有多重用藥（同時使用多種藥物）、是否有藥物交互作用、其疾病是否不適合開立某類藥物等，這些情形都必須列入治療計畫與處方的考量當中。

第五、**開立藥物後必須教育病人**：讓病人知道藥物應該如何使用，然而，能否理解醫護人員提供的藥物衛教並正確執行之能力，與病人本身家庭背景、教育程度，以及對疾病的認知都有相關，例如高齡者因為不識字，或看不懂藥袋上使用方式說明而誤用藥物。

第六、**進行醫囑**：有些高齡者來看醫師，但是並沒有確實服用醫師開立的藥物，所以病情沒有改善；而且因為其健康識能不足，後續反而求助於非醫療相關的另類療法，希望透過其他方式改善疾病，反而可能增加新的問題與導致原本問題惡化。此外，經濟因素也會影響藥物使用，當經濟不佳沒有辦法求診拿藥，反而直接購買成藥自行治療，如此無法獲得醫師適切的醫囑，這些情況都會影響藥物使用與治療成效。此外，高齡者的生理與心智狀態也是重要因素，若病人本身有失智症，且缺乏家屬協助監督，雖然有進行醫囑，但病人可能吃過藥物又忘記重複服用，便導致造成藥物使用問題。再者，病人若同時有多重共病與多重用藥，容易造成藥物之間交互作用，甚至與疾病之間的交互作用，若不同醫師之間醫囑沒有互相參考，也會造成用藥問題發生。

第七、**生體可用率（bioavailability）**：當領取開立的藥物回家服用之後，藥物先在身體裡被吸收，接下來在肝臟代謝後，便分布到全身，作用完多數會在腎臟進行排出。

成功的藥物治療步驟

- 病人、家屬或親友認同有尋求醫療照護的需要
- 與醫療照護專業人員聯絡
- 診斷
- 治療計畫與處方
- 教育病人
- 進行醫囑

干擾高齡患者的因素

- 文化、經濟、心理或生理損傷而無法認知有需要求醫
- 被改變的症狀報告和疾病表現
- 多重的疾病
- 失智、衰退的視力和聽力
- 文化、經濟、生理或心理損傷影響遵醫囑的能力
- 多重用藥

高齡者用藥特殊性、多重用藥與藥物整合的重要性

- 生理可利用率 (Bioavalibility)
- 吸收能力 (Absorption)
- 分布作用

　　排泄作用　　接受體的濃度

- 代謝作用

　　　　　藥物的作用

- 藥物不良作用的感受性增加 (Susceptibillity)
- 與老化有關的藥理學

● 圖2-1-1　影響高齡者成功使用藥物治療的過程因素

2.1.2 人體內如何吸收與處理藥物-談藥物動力學與藥效學

關於人體內如何吸收與處理藥物，以及藥物對人體的影響，可以分為藥物動力學（pharmacokinetics）與藥效學（pharmacodynamics）二方向進行說明。

藥物動力學意指服用藥物後，「身體對藥物做了哪些事情」，主要分成四個部分，分別是吸收、分布、代謝與排除。

首先是**吸收**，高齡者腸胃蠕動速度較慢，藥物停留在腸胃的時間相對較久，而且腸胃絨毛吸收速度相對較慢，藥物吸收速度也較慢，但因吸收

時間相對較長，因此吸收總量並不會因老化而有太明顯的差異。

其次是**分布**，有些藥物是與脂肪結合，有些是與水分結合，由於高齡者肌肉量與身體總水份量較年輕人減少，所以水溶性部分的量可能會減少，脂溶性部分則可能相對增加，端看不同藥物本身分布特性而有所不同，也會因此影響血中濃度。

接下來是**代謝**，藥物在肝臟代謝，由於肝臟隨著年紀增加，其質量與體積皆逐漸下降，同時肝臟的酵素量也跟著下降，經由肝臟的血流量也下降，所以整體經肝臟代謝的藥物其代謝速度相對下降，因此會導致藥物在血中濃度持續較久。

最後是**排除**。大多數藥物都有一定比例經腎臟排除，少部分在肝臟、膽道或腸胃道排除，由於腎臟功能隨著年紀增加而下降，大概從30歲開始，每年腎臟功能衰退1%左右，所以到80歲時，正常的腎臟功能基本上也只剩下30歲的一半左右，藥物排除的速率必然相對下降，也導致藥物在血中濃度持續時間相對較久。

藥效學意指藥物在身體處理之後，藥物對身體做哪些事情，包括發生哪些作用，也就是藥物在人體內所產生的臨床反應，臨床反應有我們希望好的療效，同時也有不想要的不良反應（副作用）。高齡者的組織器官系統與接受器，對於藥物的敏感度都有改變，且因為高齡者常有多重疾病、也較容易同時服用多種藥物，導致藥物跟藥物之間、藥物與疾病之間皆容易出現交互作用。但是許多藥物交互作用並不一定達到有毒反應，或不一定造成身體危害，臨床上也可能沒有表現出症狀。目前多數藥物沒有較適當的方法以檢測藥效，因此高齡者的藥效學研究，遠不及藥物動力學上的蓬勃發展。

高齡者可能因為某些疾病的因素，不太適合使用特定類型的藥物，例如可能會影響藥物代謝或造成身體損害。然而目前沒有確切方法可以檢測所有藥物的藥效，而藥效反應更難預測。所以高齡者藥效學研究不及藥物

動力學的蓬勃發展，通常是病人已經吃藥發生問題後，在進一步深入研究，才能發現某些藥物會造成特別反應。

2.1.3 生理預存能力差（physiologic reserve）

隨著年紀的增加，高齡者身體功能減退，除了代謝藥物速度變慢外，身體對疾病或不良反應的抗壓性也比較差。一旦出現藥物過量、不良反應時，在一般年輕人可能可以承受不良反應的輕微危害，但是在高齡者就可能造成很多身體的不適，衝擊也相對比較大，藥物的危險性因此相對變大。所以在開立藥物使用時，要特別留意可能潛在的不良反應。

這樣的情況可以用一個簡圖來表示（圖2-1-2），縱軸代表藥物的效果，橫軸代表年紀，隨著年紀增加，藥物治療效果會稍微減緩，但是治療的不良反應，特別是使用高危險用藥，例如鎮靜安眠藥、抗精神病藥、三環抗憂鬱劑等，甚至降血壓藥、降血糖藥，其療效就要特別小心。即使是跟正常人一樣的劑量，卻因為高齡者代謝較慢，就會相對造成藥物過量，出現藥物不良反應。隨著年齡增加，整體治療的有效範圍

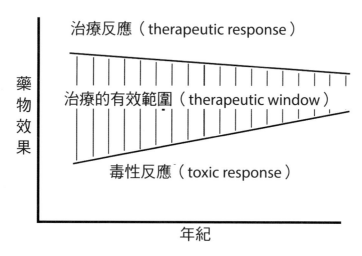

● 圖2-1-2　隨老化而遞減的藥物治療空間

（therapeutic window）會相對縮小，所以治療病人，特別是高齡者使用高危險藥物時，要特別小心，尤其是在新開立時，最好從低劑量開始嘗試，若無出現不良反應時，再逐漸往上調整劑量至達到治療劑量或出現治療效果。

第二節 高齡者的用藥問題

2.2.1 高齡者常見用藥現象與問題

高齡者常見的用藥現象與問題有許多，茲敘述如下。

高齡者的治療目標與年輕人不同，舉例來說，身體比較衰弱或失能、失智症者、嚴重或多重疾病病人，其治療目標就不要設定過於嚴格。因為每一位高齡者其預期餘命、生活品質、期望與治療目標有所不同，甚至還需要注意前一章節所介紹的藥物過量所導致的不良反應。另一方面，有時會考量高齡者食量減少，或是進食與照護狀況不是非常穩定，較容易出現低血糖的反應；因此為了避免造成藥物的過度危害，針對衰弱或失能、失智症、嚴重或多重共病的高齡者，其治療目標可能需稍微放寬。

高齡者因為較高機率同時有二種以上的慢性疾病（多重共病），所以被同時開立多種藥物的機會也較高，多重藥物造成藥物交互作用機會較大。根據文獻指出若同時開立五種藥物，大概有50%的機會產生藥物交互作用，只是藥物交互作用是否就會造成身體危害，則需要進一步評估。

高齡者除了服用醫師所開立的藥物之外，可能同時還購買保健食品，包括電台用藥、健康食品、家屬餽贈的保健食品等；這些保健食品也可能有重複用藥情形出現，甚至少部分跟本身治療性的藥物產生相關的交互作用，需要在診治高齡者時予以注意與進行評估（可見本書第六章）。

至於醫師開立藥物後，影響病人照著醫療建議正確遵從醫囑使用藥物的因素很多，包括病人擔心藥物吃太多，或擔心吃西藥比較容易產生副作用等，結果就自行減輕藥量。另外還有認知問題、剛剛才吃過藥，但完全忘記，又再吃一次；當然也有可能本身服藥就不方便，例如高齡者不識字，或有視力問題，藥袋說明看不清楚，當然就無法照著醫師的醫囑來正確使用藥物。

因為高齡者生理預存能力較低，出現藥物不良反應時，危害相對會比

較大。另外,高齡者對疾病或症狀的認知與感受相對比較低,出現藥物不良反應時,臨床症狀因而不明顯。或是因為同時合併有其他疾病,伴隨著有一些其他疾病相關症狀,讓病人或照顧者誤以為這些症狀很平常,沒有特別注意;等到真的發現有問題時,通常會有延遲就醫而導致病情嚴重的情形出現,這也是高齡者常見用藥特別要注意的現象與問題。

此外,台灣的高齡者也有不少用藥治療的謬誤觀念,簡單整理於圖 2-2-1。

高齡者常常認為中藥比較溫和、西藥比較「冷」或較傷身體,這並非正確的觀念;因為西藥已經做過許多臨床試驗,會出現什麼不良反應臨床上較可預期。反觀中藥,其實只要稱為藥物,若有治療作用,同時也必定伴隨不想要的副作用,也就是藥物不良反應;中藥也不例外,因此並非中藥就絕對不會出現不良反應。有些過去傳統的藥方,甚至本身就含有重金屬,也有可能造成不良反應。中藥也會加成西藥的效果,例如當歸有活血化瘀的功效,對服用抗凝血劑的患者會增加凝血時間,而增加出血的風險。

臨床上常見病人或家屬,有時候服用某種藥物後,覺得療效不錯,認為好東西要與好朋友分享,所以就把藥物自行分享給朋友;或有些病人因為在電台聽到聽眾見證,引起購買動機。以上這些用藥行為都很不適當,需要特別小心,因為適合別人的藥物,不見得適合自己,特別是高齡者。如果已經多重共病時,更需要注意藥物代謝問題,以及藥物跟疾病之間是否會產生不良反應。

很多高齡者身體不舒服時,都希望請醫師幫忙打一針,自認這樣治療效果比較好,病也會比較快好,但是事實上多數情況並非如此。許多口服藥吸收效果就很理想,除非當時的病況吃藥容易嘔吐,在這類不得已的情況之下,才會使用針劑。事實上絕大多數來門診就診的病人病情相對穩定,不需要使用針劑治療。

再來是當病情已經治療穩定，某些藥物可以逐漸減量時，高齡者常表達想要繼續服藥，不想減藥，但卻不知道某些藥物長期服用容易成癮，或是藥效會隨時間逐漸減退變差。因此臨床上若症狀已經改善，就應當逐漸將藥物減少；當然不是突然停藥，而是逐漸減少藥物劑量，再觀察病人症狀是否因此重新復發，例如：止痛藥、安眠藥等，都可以逐漸減量。相反的，若糖尿病與高血壓等慢性疾病，若病情控制穩定時則須持續使用，若病情有所改變，例如體重減輕或食慾不佳時，則應請醫師調整降血糖藥物，避免造成低血糖的情形。

許多病人誤解所有藥物都會傷胃，所以開立藥物時，一定要求醫師同時要添加胃藥。當然這樣的現象，近年來因健保對於胃藥的給付條件進行規範之後，已經逐漸減少，但偶爾還是會遇到病人提出這樣的要求。從學理來看，添加胃藥不見得有助於治療，胃藥容易與藥物造成交互作用，甚至吸附在其他藥物上，造成藥物的療效降低。

還有很多病人或家屬會打聽或嘗試秘方、中草藥或是輔助性的治療方法；基本上這些治療方法的療效並不明確，也不清楚是否會產生不良反應，或是可能出現藥物交互作用。例如紅麴跟降血脂藥的結構很類似，就可能造成藥物療效加成的情形，共同服用的話，嚴重時甚至可能出現橫紋肌溶解症的併發症。

另外一些病人對於疾病抱持著錯誤的期待或認知，自覺自己沒有病，醫師開藥也不太想吃；少部分病人則是對於藥物的療效有著過度期待，希望吃藥後疾病可以改善得更快更好。然而許多慢性疾病雖可以靠藥物控制，但大多無法完全恢復到不需要用藥。這樣的錯誤認知與期待，都必須花時間與病人及家屬解釋，指導如何長期與疾病共存，如何良好控制疾病以避免病情惡化、導致疾病後遺症而影響身體健康。還有少部分病人以消極態度面對藥物治療，認為年紀大，這樣就好，因此不願意服藥。這樣的情況必須評估病情，如果臨床症狀無法因治療而獲得改善或減少後遺

症，治療當然就可以保守一點；但是若某些疾病經過治療後，病情可獲得控制，身體活動功能得以恢復，生活品質也能因此改善，此時還是建議高齡者要積極面對疾病、認真進行治療與遵醫囑服藥。

- 認為西藥較「冷」，中藥較「溫和」
- 常與家人或鄰居分享自己的藥物
- 打針的效果比較好
- 不同意醫師改藥或減藥
- 誤以為服用任何藥物一定要添加胃藥
- 打聽或嘗試各種密方
- 打聽或購買「高貴」藥
- 對疾病的期待、健康的信念不足
- 消極面對不願服藥

● 圖2-2-1　高齡者常見用藥的謬誤觀念

2.2.2 不遵從醫囑的各種情況

　　高齡者吃錯藥的情形十分常見，臨床上常遇到病人帶來門診的藥袋上寫的與裡面實際裝的藥物不一樣，如果直接照著藥袋上所寫的方式服藥，吃錯藥的機會就大大增加；另外也有高齡者把好幾種不同的藥物裝進同一個藥袋，這樣也很容易吃錯藥物。

　　有些高齡者因為有視力問題、認知問題或行動力問題，導致無法自行服藥，需要依賴家屬給藥，因此醫師在開立藥物時，應該儘量簡化藥物種類與服藥的頻次，越簡單越好。應儘量避免不同藥物有一天多次與不同次，再加上有些藥物飯前、有些飯後，以免病人或給藥的照顧者容易搞混，因而造成藥物使用不正確的問題。

　　有些高齡者因為擔心吃藥會出現副作用，就自行調整藥物劑量或服用頻次。例如醫師開立一天吃兩次，但病人自己一天只吃一次，結果因為只吃一次，導致療效不佳；但醫師不知道病人並沒有遵醫囑服藥，回診時以為藥效還沒有達到，又再把藥物劑量增加。所以臨床上看診時，要注意病人是否有確實按照醫囑服藥，如果沒有時遵循醫囑服藥時，必須先了解為

何無法遵醫囑服藥，是因為身體不舒服，或是本身已經有認知不住的問題，或是藥物使用方式不方便？再來根據各種原因依照病人需求進行藥物調整。

有些高齡者有自行使用非處方用藥的問題，例如服用健康食品，同時合併中草藥等，但是這些非處方用藥之間也都可能出現藥物交互作用。只要高齡者同時使用多種藥物，藥物交互作用產生的機會就大增，也容易出現藥物重複的狀況。所以當發現高齡者有自行使用非處方藥物的情形時，要注意其使用的藥物是否合適，以及是否有藥物交互作用。

有些高齡者的藥物沒有吃完，就繼續保存，不舒服時把之前保存很久的用藥再拿出來服用。但是現在的病況與之前領藥時病況並不一定完全相同，而且藥物保存的環境與過程也不一定適當，導致藥物可能在環境中已經潮解，甚或是經過日曬高溫，破壞藥物的療效，以及藥物已經超過保存期限，這些狀況都值得提醒與注意。

另外值得注意的是，在很衰弱的、嚴重失智、末期疾病、生活品質不佳或是超高齡族群者，對於疾病的治療目標可考慮放寬。開立藥物的治療目標，不需要與年輕人一樣，而因此吃太多藥。另外在很衰弱的高齡者，有時候吃飯會比吃藥重要，不要讓病人因為吃藥而影響食慾，造成後續的營養不良。若疾病可以經過非藥物的治療方式獲得改善，應該優先衛教執行非藥物的治療方式。舉例來說：病人有疼痛問題，不一定需要馬上開立止痛藥，可以考慮先使用熱敷、電療、復健等方式，或藉由改變姿勢，來減輕病人的疼痛問題，以減少長期使用止痛藥可能造成的腸胃與腎臟問題。總結來說，若預期藥物的不良反應超過其治療效果時，這時候需要更審慎去衡量是否要使用藥物。

2.2.3 影響服藥遵醫囑性的因素

臨床上若發現高齡者有以下問題，就要小心病人可能已經無法順利吃

藥，甚至每次回診時，都要先確認病人是否確實服藥。首先是高齡者本身已經有三種以上的慢性疾病，多重共病會造成用藥問題增加，遵醫囑性可能會因此降低。國外文獻認為使用五種以上藥品，與遵醫囑性變差有所相關。多重用藥使用的方式相對複雜，或病人可能會擔心吃太多藥，就沒有全數依醫囑服用，造成遵醫囑性降低。

如果病人本身有認知問題，或是身體功能出現障礙，生活需要依賴照顧，在開藥時就要特別小心。首先要了解家庭照顧問題，是否按時給藥，特別是白天可能只剩病人單獨在家，這樣的病人就不太適合開立一天三次的藥物，因為中午沒有照顧者可以拿藥給病人吃；最好是早上家屬出門前就先讓病人服藥，晚上回來再給病人服藥。病人如果是獨居，獨立生活已經有問題，若再加上認知或視力問題，就要小心開立藥物，並在每次回診確認是否可以遵從醫囑來使用藥物。

剛出院的病人住院時有經過藥物調整，可能出院帶藥與跟過去原本用的藥有所不同，因此出院前應該要再三衛教，確認病患了解出院後用藥做過那些調整，額外加上哪些新的藥物，才能確保病人出院後能正確使用藥物。出院後經過一段時間病況穩定後，是否需要恢復到過去使用的藥物，醫師也應該在回診時再次評估，並向病人及家屬解釋。

如果病人本身教育程度較低或不識字，藥袋上面就要提供相關的圖示或標示，例如早上用公雞、睡前用月亮來代表，幫助病人了解用藥時機。病人經濟狀況不佳時，可能延遲就醫，也可能在使用慢性病藥物時，無法持續維持用藥，或是無法獲得適當的飲食調整與控制，而影響遵醫囑性。

2.2.4 易產生高齡者用藥問題的主要因素

最後這一節，提出容易產生高齡者用藥問題的主要因素（表2-2-1），如果發現高齡者有出現以下狀況時，在開立藥物時要特別小心。

一、首先是腎功能不佳的病人，因為藥物代謝比較慢，藥物的排泄也比較慢，所以藥物在血中濃度相對比較高，使用藥物時就應該小心或減量，當已知某些藥物會造成腎臟危害時，要盡量避免使用。

二、年齡超過85歲：基本上80歲以後，藥物的代謝會相對變慢，開立藥物應從低劑量開始使用，且藥物不會馬上達到療效，尤其是高危險藥物，要先注意沒有出現藥物不良反應時，再逐漸增加劑量。

三、體重較輕的高齡者：特別是許多高齡女性相對瘦小，例如體重小於40公斤，此時藥物劑量要特別減輕，必要時甚至可以參考兒童依體重給藥方式，用每公斤幾毫克的藥物來計算，避免造成藥物過量。

四、高齡者已經出現六種以上、需要用藥的多重診斷時：開立藥物也要小心，因為如前面章節所提到，此時多重用藥的機會大大上升，或是某些疾病不適合使用特定藥物，造成藥物與疾病間較容易產生交互作用。

五、病人過去曾經發生過藥物不良反應：需要盡量了解過去用藥史，以及曾經發生的不良反應，目前所開立的藥物若有可能發生類似不良反應時，就要盡量小心避免。

六、不遵醫囑性的狀況：已經在2.2.2的章節有詳盡的說明。

七、病人可能錯誤使用藥物，也可能開立了較不適合高齡者使用的藥物，高齡者因為多重共病、失能、失智、容易跌倒等生理特殊性，某些藥物不適合使用於高齡者族群。

八、處方不需要的藥物：例如沒有胃腸問題，使用的藥物本身也不會對胃腸危害，還要求要加上胃藥保護，這樣胃藥就是不需要的藥物。

九、新加入的藥物不符合病情需要：這在小症狀去看診時容易發生，有時臨床症狀並不嚴重複雜，但就被開立五、六種藥物，這種情況部分新開立的藥物就不需要。

十、藥物的劑量不夠或是太高：高齡者一般在用藥的原則是從低劑量開始，不會一下子開到足夠治療劑量。為一例外的是使用抗生素，劑量

需要直接使用足夠，避免培養出細菌的抗藥性。另外一些嚴重或緊急狀況，也是需要直接開立至一定劑量，例如血糖非常高時，這時候降血糖藥物還是需足夠劑量，才能盡快把血糖降下來，而不是從低劑量慢慢往上加，可能緩不濟急。

十一、給藥時程過於複雜：前面有提到很多病人的藥囑很複雜，有一天一次、兩次、三次，再加上睡前，還有飯前、飯後服用，高齡者一定沒辦法完全照醫囑服藥，很容易會漏掉很多藥物，造成遵醫囑性下降，療效也會跟著變差。

十二、本身已經正在使用多種以上的藥物：藥物之間有重複或交互作用，甚至疾病與藥物的交互作用都會因此受到影響。

提醒大家，出現以上狀況，在開立藥物時，就要相對謹慎小心，以避免出現藥物的不良反應。

表2-2-1　易產生高齡者用藥問題的主要因素

---

1. 腎功能不佳（Ccr ＜ 50 mL/min）
2. 年齡超過85歲
3. 瘦小體重輕或體質量指數（body-mass indes）輕者
4. 同時具有六種或以上須用藥的診斷（多重病況）
5. 過去曾發生藥物不良反應
6. 不遵醫囑性
7. 錯誤用藥
8. 處方不需要的藥物
9. 新加入的藥不符病情需要
10. 劑量不夠或太高
11. 給藥時程過於複雜
12. 使用多種以上（五至十二種）的藥物

第二節　藥物對高齡者的醫源性傷害

在了解藥物對高齡者的醫源性傷害之前，先從兩個案例來說明：

個案一：

一位86歲的男性，最近數天有漏尿情形，因為尿滯留使用導尿管已經有2年，平時服用兩種藥物，一種是促進膀胱收縮（Bethanechol），另一種是甲型阻斷劑（Tamsulosin），遇到這樣的個案要如何處理，是否要再加上抑制膀胱收縮的藥物（Oxybutynin）呢？

個案二：

一位92歲的女性，頻尿與尿急已經數週，且有高血壓病史，目前服用乙型阻斷劑（Atenolol）與利尿劑（Furosemide）兩種藥物，遇到這樣的個案，是不是要再加上抑制膀胱收縮（Mirabegron）的藥物？

在回答這兩個案例的問題之前，先從本節的主題開始，再來回答這兩個案例的問題。

2.3.1 高齡者用藥常見問題

高齡者用藥常見問題可以分成幾種：

第一是**罹患多種慢性病**，所以有多重用藥情形，例如糖尿病、高血壓、肝臟、心臟等問題，一種病可能就一到兩種藥物，因此加成起來就有多重用藥的狀況。

第二是**對於慢性病根治的迷思**，或對長期服藥沒有效果感覺到失望，因此產生重覆就醫的行為，例如看A醫師拿的藥覺得沒有效果，又轉去看B醫師，或是聽信親友推薦的藥物或處方，就會讓用藥狀況非常混亂。

第三是**容易產生藥物不良反應**，因為藥物與藥物，或是藥物與食物會產生交互作用，例如台灣習俗裡有所謂的食補、藥補，對老年人或長輩會產生什麼樣的影響就很難判定。

第四是**常常發生吃錯藥，或忘記吃藥的狀況**，譬如給藥時間較複雜，有些藥物是一天一次，有些是一天兩次，甚至是一天數次與睡前；另外就是自己調藥，感覺症狀改善就不按時服藥或停藥，也可能同時服用很多非處方藥物，因此在門診時就常會遇到藥物剩餘的問題。

2.3.2 高齡者用藥常見醫源性問題

常見的醫源性問題如下：

第一是**重覆就醫與多重用藥**。原因就是對於慢性病想要根治的迷思，對於長期治療效果感到失望或灰心，於是就會導致重覆就醫與多重用藥的惡性循環。

第二是**用藥之不良反應，藥物與藥物或藥物與食物間的交互作用**。在用藥的不良反應方面，除了藥物與藥物、藥物與食物會產生交互作用外，另外就是老化與健康問題，導致身心功能衰退進而造成組織器官功能預留量減少，當藥物進入肝臟或腎臟代謝時，可能就會產生問題。

　　第三是**遵守醫囑或是服藥的狀況，吃錯藥、忘記吃藥或自行停藥**。原因有很多種，第一是聽力減退，可能聽不清楚醫師的說明；第二是視力不佳，長輩眼睛看不清楚，可能會把一天一次看成一天兩次，或是一天三次看成一天兩次等，第三是認字理解困難、不識字、沒有辦法理解或閱讀，因此造成服藥錯誤，現在80、90歲的長輩很多沒有受過很好的教育，可能只會寫自己的名字，所以在面對這樣的問題時，可以使用圖形代替，例如白天服用的藥物，就在藥袋上畫一個太陽，晚上服用的藥物，就在藥袋上畫一個月亮，讓長輩清楚知道什麼時候服用藥物，也可以避免吃錯藥或忘記吃藥的情況發生。第四就是對藥物治療疾病的必要性不了解，可能在診間沒有很多時間溝通與解釋，或是聽力問題、認字問題，也都會影響對於服用藥物的理解性；第五是高齡者過度用藥，如前所述醫師診治病人時，因為看診時間與耐心不足，醫師能夠分配給每位病人的時間有限，也因為高齡者表達能力不好、較慢，需要花費較長的時間，理解能力也較差，相對來說，年輕人就可以清楚、快速的表達問題，這也是醫師在診治高齡病人時的困擾與挑戰；最後不了解高齡與年輕患者的藥物作用、藥物動態學之差異，也沒有隨著體重減輕、功能衰退而減少劑量也是原因。以上種種問題就**導致臨床病史詢問與檢查評估的不完整，對每一種症狀或症候就開一種藥，沒有考慮到症狀加重原因**，所以就會造成高齡者的過度用藥。

　　醫源性問題可以分成社區、門診或護理之家，在**社區或門診**常見的醫源性問題包括同時使用多種藥物，或依照自己的想法與感受自行調整藥物，因此更需要進行衛教，告知使用藥物的目的與原因，以及可能會遇到的問題，當然高齡者很容易受到家人、鄰居或朋友影響，自行停藥或是調整用藥，可能是家人說藥不要吃太重或吃西藥不好，也都會造成後續治療的問題。

　　發生藥物副作用的時候，可能會不自覺或不會表達，就如同剛剛提到

的漏尿、尿急或頻尿，會覺得年紀大可能就是會漏尿、頻尿，或許就是因為藥物副作用導致，所以在面對高齡者診治時，就需要多一點時間去釐清用藥問題。另外也有一些迷思，像是打針或點滴的效果比口服藥物好，其實是要依照罹患的疾病，或是就診原因，並不是所有問題都可以用相同方式處理，有時候口服藥物的效果不差，在腸胃吸收很好的情況下，口服藥物效果甚至更好，另外家中的剩藥很多，常出現與親友分享，也會因為看不懂藥袋上的指示就服用錯誤，更是在社區或門診常見的問題。

在**長期照護機構（護理之家）**常見到的問題可能是遺漏或疏忽未給予藥物，病歷醫囑記載錯誤或沒有簽名，藥物一直使用或已使用完畢，或藥物一直使用，但是記錄上都是沒有使用，因為藥物已經停掉，但還是一直發藥給住民，還有醫囑未定期更新，使得用藥期限不確定。因為住民可能住很長一段時間，覺得好像不太需要改變，但事實上狀況還是會逐漸改變，因此一樣有定期更新醫囑的必要性。若沒有即時更新，就會冒著承受藥物副作用的風險，也就是「未蒙其利，先受其害」，還沒有得到藥物的療效，就先遇到藥物的副作用。發藥已經成為常規，覺得每天發藥是很自然，雖然醫囑已經停止還是繼續，也沒有特別注意。再來是藥物包裝和容器標示不明確，導致給予錯誤藥物。也可能藥物掉出來裝錯藥袋，曾經有門診案例，發生血壓藥與安眠藥放錯，讓病人服藥後早上都昏昏沉沉想睡覺。當然也有可能是處方錯誤，導致病人服藥不足或劑量錯誤，也都是要特別注意的事項。

2.3.3 個案解說

回到本節開始提到的兩個案例，第一位是86歲男性最近數天有漏尿的情形，但是因為尿滯留尿管留置已經長達2年，又有使用促進膀胱收縮劑與甲型阻斷劑，基本上這兩種藥物應該都可以停用，因為已經長期留置尿管，就沒有需要再使用促進膀胱收縮的藥物；另外，甲型阻斷劑的作用

是讓膀胱開口可以擴張，較容易排尿，但對這位個案來說已經依賴尿
管，所以這兩種藥是可以停藥的。最重要的是針對漏尿的情形，應該要探
討為什麼會漏尿，漏尿也可能是藥物造成，所以就是以這樣的思維模
式，把促進膀胱收縮（Bethanechol）的藥物停掉，或許就可以避免漏尿
的情形。

　　第二位是92歲女性頻尿與尿急已經數週，加上有高血壓病史，在用
藥部分除了乙型阻斷劑外，又有服用利尿劑，利尿劑本身可以稍微控制血
壓，但是副作用就是造成病患頻尿和尿急，因為尿液製造量增加，就會覺
得一直想要上廁所；如果造成頻尿與尿急的原因若是藥物造成，應該停止
該藥物使用，而不是處方另外一種藥。這兩個案例的重點即在於高齡者的
症狀，有時候不是要再增加藥物，反而是要停止藥物的使用。

2.3.4 高齡者常見不良藥物反應

　　常見的高齡者藥物不良反應，包括止痛藥、止瀉藥、降血壓藥等，每
種藥物都有常見的副作用，因此在處方與長者服藥上都要特別注意，例如
止痛藥可能會刺激腸胃造成不適，所以當長輩抱怨時，可以檢查是否有藥
物造成腸胃不適，是否可以停止服用止痛藥，不需增開胃藥，造成用藥越
來越多。

　　因此問題核心就在於如果病人的症狀、抱怨，可能是與用藥有關
係，就要重新檢視用藥狀況是不是需要繼續、停用或尋找替代方案，包括
降血壓藥物可能造成低血壓、尿失禁，抗精神病藥物可能造成錐體外症
狀，抗憂鬱劑可能造成口乾、便祕等問題，如果是藥物常見的副作用，就
要注意去思考當症狀出現時，在整個病史的詢問上，一定要知道用藥
史，從用藥史來釐清是否與藥物有關係，再來考慮是否減量、停用或其他
方式來控制症狀（表2-3-1）。

　　臨床上，有幾種工具可用來評估高齡者用藥的適當性與否，進一步避

免醫源性傷害；抱括Beers criteria、STOPP/START criteria、STOPPFrail。其中STOPPFrail針對衰弱的高齡者提出藥物建議，從section A-J分成10個部分，期望在衰弱的高齡者做到處方優化。

表2-3-1　高齡者常見不良藥物反應

藥物種類	常見副作用
止痛消炎	刺激腸胃、消化性潰傷、慢性失血
止瀉	口乾、便秘
止腹痛	排尿困難
降血壓藥	低血壓、疲倦、水腫、尿失禁
抗精神病藥	錐體外症狀
抗憂鬱劑	口乾、便秘、嗜睡、排尿困難、視力模糊
安眠藥	過度鎮定、步伐不穩、辨識能力及運動失調
支氣管擴張劑	腸胃不適、心跳加快
降血糖藥	低血糖
毛地黃	心律不整、心律過緩、房室傳導阻斷

第四節　多重用藥與藥物整合的重要性

2.4.1 多重用藥之定義

多重用藥基本定義有非常多種，一般指的是同時使用四或五種以上藥物，即為多重用藥，有些學者甚至將超過十種以上用藥稱為「過度多重用藥」。此外，每多使用一種藥物，產生的不良反應發生機率會增加8.6%，另外給予超出臨床需要的藥物，或給予診斷不相符的藥物，也是造成多重用藥的因素。

對於高齡者而言，隨著年齡增長，以及慢性病產生，無可避免會使用多種藥物，面對這樣的問題應該要怎麼辦？

2.4.2 多重用藥導致之問題

多重用藥會導致的問題如下：會降低病患遵醫囑性，所謂遵醫囑性就是服藥情形，可能因為太多藥，所以沒有每種藥都吃，或該種藥應該吃三次，卻只有吃一次等；同時也會增加醫療費用支出、家庭、社會負擔；更是造成藥物不良反應的主要風險。根據研究顯示，多重用藥也與高齡者死亡率上升有密切相關。

另外有一個名詞稱為「連鎖處方」（medication cascade），就是某一個藥物是治療前一個藥物的副作用，例如前一個藥物副作用是造成頭暈，如果沒有釐清頭暈的原因，又開立另外一種藥物治療頭暈，就是所謂的連鎖用藥、連鎖處方，更會造成多重用藥的情形。

2.4.3 多重用藥之流行病學

根據多重用藥的流行病學調查，一般衰弱高齡者一年內平均用藥種類為8.6種，其中84%曾經有多重用藥的情形；持續多重用藥就是多重用藥超過半年以上，約佔三分之一。另外身心障礙高齡者多重用藥或過度多重用藥的比例分別是81%和38%，一年內有多重用藥的佔32.5%，比例都相

當的高。

2.4.4 多重用藥及過度多重用藥之風險

多重用藥：一般慢性疾病會開立一或兩種用藥，所以慢性病越多，用藥就會越多。此外，未住安養機構的高齡者、就診多科醫師、就診次數較多、生活功能或生理功能較差，上述這些原因造成多重用藥的風險就會越高。另外居住在城市便利性較好，就醫可近性比較好，但是也容易會有多重用藥風險。

過度多重用藥：服用十種以上藥物為過度多重用藥，女性、年紀超過85歲，自覺健康程度中等或是不良而尋求就醫改善健康狀況，就有可能造成過度多重用藥；因為每次就醫可能會有處方，一位醫師可能有兩、三種處方，好幾位醫師處方加起來，可能就會有十幾種用藥，就是過度多重用藥風險的由來。

2.4.5 多重用藥及不當用藥之預防

多重用藥之預防，臨床人員及患者本身都有責任，其中健康生活型態是非常重要的，因為健康生活型態可以減少慢性疾病，減少慢性病就會減少服藥種類，所以必須適度運動、均衡營養、控制體重，雖然都是老生常談，還是要再三提醒。

醫師應該要主動詢問長者用藥狀況，除了在門診拿藥，是否有在其他地方、親朋好友拿藥的情況；平常會不會在藥局，或其他地方使用非處方用藥，這些都要非常明確、非常詳細地了解；另外一個很重要的是設定治療目標，確認用藥的必要性，而治療目標可以分幾個階段：

第一個階段是有這個適應症才使用這個藥物，第二個階段是藉由實地訪視與周全性老年評估發現的老年病症候群，配合潛在不適當用藥準則的輔助，進一步評估用藥的適當性，第三個階段是了解病患的生活品質、平

均餘命,在使用藥物上到底有沒有好處,並不是單純看有這個適應症就使用這個藥。

以糖尿病來說,目前一些臨床研究已經證實,年紀很大、功能狀況不好,或預期餘命不長的長輩,血糖控制標準不用太嚴格,事實上不需要那麼多的藥物控制血糖;也就是設定治療目標的重要性,要考量年紀、功能,共病狀態、生活品質與預期餘命等。

另外複方用藥裡面含有一或兩種以上藥物,可能藥物數目對半,但也要考慮藥物不良反應,因此會宣導在固定醫療院所、醫師看診,健保署也有鼓勵就醫民眾,不僅僅是長者可以進行門診整合,例如同時看泌尿科、腸胃科、心臟科,就可以固定在一位醫師看診,比較好掌握用藥情形,病人也不用就診那麼多門診,不僅僅是便利性與方便性,更是要預防不適當用藥與多重用藥。

2.4.6 藥物整合

藥物整合的主要目的第一是提升用藥安全,第二是提升醫療品質,第三是減少醫療浪費;所以病患、長輩在就醫時,要清楚表達身體狀況,更重要的是記錄正在使用的藥品,除了原本門診用藥,其他門診、非處方用藥、維他命、魚油等其他保健食品,都要詳細記錄下來,最好可以使用藥物紀錄卡,如果有困難也可以請藥師協助提供與填寫。

目前一般醫院都有設立藥師整合門診,例如成大醫院的整合門診有一關就是藥師,會協助進行用藥評估與記錄;因為記錄這件事情非常重要,雖然很辛苦,但是可以確保用藥安全,醫療品質及減少醫療浪費。

2.4.7 雲端藥歷(圖2-4-1)

病人可以簽署用藥紀錄資訊同意書(圖2-4-2),病人可能不會只在一間醫院就診,沒有雲端藥歷,醫師就不清楚病人在那家醫院使用什麼藥

品，如果病人沒有把藥物紀錄帶來時，只要簽屬同意書，雲端藥歷就可以看到相關的用藥，1次就是7年內有效，不需要每次親自臨櫃簽署。電腦會自動發現重覆用藥與藥物交互作用，在醫師開立處方時，就有警示提醒同類用藥可能重覆幾天，是不是還要開立，甚至超過五天有可能會鎖住無法開立，避免資源浪費與造成副作用。

使用雲端藥歷在看診時，透過醫事人員卡與民眾健保卡，可以查詢過去三個月內用藥紀錄，包括藥品名稱、成分、就醫日期，用量、剩餘多少用藥日數，其好處是可以改善重覆用藥、減少重覆開藥，可以達到降低藥

健保醫療資訊雲端查詢系統

簡介：
看診時，透過共同插入醫師的醫事人員卡、民眾的健保IC卡，查詢到民眾過去三個月的健保用藥紀錄，包括：藥品名稱、成分就醫日期、用量、餘藥日數等等。

好處：
有效改善醫師重覆開藥、民眾重覆吃藥情形，降低藥物交互作用危險和浪費，保障民眾用藥安全。

可查詢到的用藥資料
1. 處方來源
2. 主診斷
3. 藥理分類名稱
4. 成分名稱
5. 藥品健保代碼
6. 藥品名稱
7. 藥品規格量
8. 就醫日期（住院用藥起日）
9. 慢箋領藥日（住院用藥迄日）
10. 藥品用量
11. 用法用量
12. 給藥日數
13. 餘藥日數

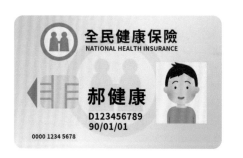

● 圖2-4-1　健保醫療資訊雲端查詢系統

用藥資訊同意書

提供用藥紀錄資訊同意書

本人＿＿＿＿＿＿同意＿＿＿＿＿＿＿＿＿＿＿＿＿（醫事服務機構名稱）醫師為診療本人病情及藥師給予本人用藥指導需要時，於本人簽署本同意書日期起算6個月內，可自衛生福利部中央健康保險署（以下稱健保署）依全民健康保險法相關規定建置之健保雲端藥歷系統下載本人下列用藥紀錄資訊：

一、就醫當月前2個月起算往前共2個月的門診、住院、藥局醫療費用申報資料中之全部用藥明細紀錄。

二、就醫當月前1個月及即期每日更新之IC卡上傳就醫資料中之全部用藥明細紀錄。

前述資料，僅限本人於＿＿＿＿＿＿＿＿＿＿＿＿＿（醫事服務機構名稱）就診時，提供醫師診療本人病情及藥師給予本人用藥指導需要時查詢比對使用，不得將該項資料另移作其他目的使用，且本人完成看診後，即應將該下載資料刪除。

本人依個人資料保護法第3條規定，保留隨時取消本同意書或變更本同意書內容之權利。

此致　　＿＿＿＿＿＿＿＿＿＿＿＿＿＿＿＿（醫事服務機構名稱）

立同意書人：＿＿＿＿＿＿＿＿＿＿

出生年月日：民國＿＿＿年＿＿＿月＿＿＿日

身分證號：

法定代理人：

身分證號：

中　華　民　國　　　　年　　　月　　　日

● 圖2-4-2　用藥資訊同意書

物副作用與交互作用的危險與資源浪費，更進一步就是保障就醫民眾的用藥安全。

利用民眾健保IC卡，配合醫師醫事人員卡，可以看到相關處方資訊，包括哪裡開立或取得、診斷結果、用藥成分、作用、使用日期、用法、用量等資料（圖2-4-1），因此對於避免重覆用藥或多重用藥，是一件很重要的事情。

另外就診時，應該要告知醫師那裡不舒服，有沒有過敏史、疾病史，也要透過用藥紀錄卡讓醫師了解過去用藥情形。

2.4.8 正確的用藥

除此之外，正藥用藥還有下列五件重要的事情：第一是不要聽信別人推薦的藥；第二是不要吃別人贈送的藥；第三是不要相信有神奇療效的藥；第四是不推薦藥品給其他人；第五是不買來路不明的藥，包括地攤、夜市、網路，甚至是遊覽車上販售的藥；因為對於慢性病根治的迷思，或是覺得症狀都沒有改善，可能就會互相討論有什麼更好的藥，最好藥物還是經由醫師處方來使用，最理想，也最恰當。

服用藥物的注意事項如下：第一是吃藥前將燈打亮，因為這樣才會看得清楚；第二是詢問家人或周遭鄰居；第三是用藥盒分裝，甚至可以用記號分辨，比如早上是太陽、晚上是月亮；再來是不要自行中斷服藥，不能感覺比較好就中斷，有時候藥物治療是一個療程，不然可能容易復發；另外痊癒之後，也不要任意服用或供他人服用，比如半年、一年後又遇到相同症狀，就拿剩下的藥來吃，這是非常危險的行為，因為症狀雖然相同，但不代表是同樣問題，而且藥物可能已經過期。

因此生病時找醫師，用藥時找藥師，如果不知道怎麼用藥、用藥造成不適，面對成藥或來路不明藥品時，都可以請醫師或藥師來幫忙，並且定期檢視用藥。

2.4.9 個案解說

最後舉兩個案例來進行說明：

李阿嬤因為要急著接孫子放學，領藥時只有核對藥袋姓名；因為有可能同名同姓，因此要仔細核對藥袋資訊與藥品，不是只有確認姓名。

陳阿公最近手不太方便，因此把所有藥物從原來的藥袋取出，然後放在同一個藥袋方便吃藥；陳阿公的做法是不好的，因為每一種藥的服用時間不同，可能會因此錯亂，甚至可能會吃錯藥造成危害；例如早上吃高血壓藥，結果吃成安眠藥，就會昏昏沉沉想睡覺。

比較好的做法是使用藥盒，分為禮拜一到禮拜天，也分為早、中、晚，從分裝好的藥盒內取藥，會比全部都放在同一個藥袋裡好。

參考文獻

1. American Diabetes Association (2020). 12. Older Adults: Standards of Medical Care in Diabetes-2020. *Diabetes Care, 43*(Suppl 1), 152-162.

2. Ang, F., Pau, J.E., Koh, E.W., Loh, N., Yeoh, W., Liang, J.W., Teng, C.B., & Yap, K.Z. (2019). Drug-related Problems Associated with Community-dwelling Older Persons Living Alone in Singapore. *International Journal of Clinical Pharmacy, 41*(3), 719-727.

3. Bories, M., Bouzillé, G., Cuggia, M., & Le Corre, P. (2021). Drug-drug Interactions in Elderly Patients with Potentially Inappropriate Medications in Primary Care, Nursing Home and Hospital Settings: A Systematic Review and A Preliminary Study. *Pharmaceutics, 13*(2), 266.

4. By the 2019 American Geriatrics Society Beers Criteria® Update Expert Panel (2019). American Geriatrics Society 2019 Updated AGS Beers Criteria® for Potentially Inappropriate Medication Use in Older Adults. *Journal of the American Geriatrics Society, 67*(4), 674-694.

5. Chang, C.B., Lai, H.Y., Hwang, S.J., Yang, S.Y., Wu, R.S., Chang, L.Y., Lee, I.S., Liu, H.C., & Chan, D.C. (2019). The Updated PIM-Taiwan Criteria: A List of Potentially Inappropriate Medications in Older People. *Therapeutic Advances in Chronic Disease, 10*, 2040622319879602.

6. Chang, C.B., Lai, H.Y., Hwang, S.J., Yang, S.Y., Wu, R.S., Liu, H.C., & Chan, D.C. (2018). The Application of Updating PIM-Taiwan Criteria in Clinic-visiting Older Patients with Polypharmacy. *Therapeutic Advances in Drug Aafety, 9*(12), 699-709.

7. Chen, Y., Huang, S.T., Hsu, T.C., Peng, L.N., Hsiao, F.Y., & Chen, L.K. (2021). Detecting Suspected Prescribing Cascades by Prescription Sequence Symmetry Analysis of Nationwide Real-world Data. *Journal of the*

American Medical Directors Association, S1525-8610(21)00601-0. Advance online publication.

8. Chen, Y.Z., Huang, S.T., Wen, Y.W., Chen, L.K., & Hsiao, F.Y. (2021). Combined Effects of Frailty and Polypharmacy on Health Outcomes in Older Adults: Frailty Outweighs Polypharmacy. *Journal of the American Medical Directors Association, 22*(3), 606.e7-606.e18.

9. Curtin, D., Gallagher, P., & O'Mahony, D. (2021). Deprescribing in Older People Approaching End-of-life: Development and Validation of STOPPFrail Version 2. *Age and Ageing, 50*(2), 465-471.

10. Davies, L.E., Spiers, G., Kingston, A., Todd, A., Adamson, J., & Hanratty, B. (2020). Adverse Outcomes of Polypharmacy in Older People: Systematic Review of Reviews. *Journal of the American Medical Directors Association, 21*(2), 181-187.

11. Earl, T.R., Katapodis, N.D., Schneiderman, S.R., & Shoemaker-Hunt, S.J. (2020). Using Deprescribing Practices and the Screening Tool of Older Persons' Potentially Inappropriate Prescriptions Criteria to Reduce Harm and Preventable Adverse Drug Events in Older Adults. *Journal of Patient Safety, 16*(3S Suppl 1), 23-35.

12. Halli-Tierney, A.D., Scarbrough, C., & Carroll, D. (2019). Polypharmacy: Evaluating Risks and Deprescribing. *American Family Physician, 100*(1), 32-38

13. Hsu, H.F., Chen, K.M., Belcastro, F., & Chen, Y.F. (2021). Polypharmacy and Pattern of Medication Use in Community-dwelling Older Adults: A Systematic Review. *Journal of Clinical Nursing, 30*(7-8), 918-928.

14. Jang, S., Jeong, S., & Jang, S. (2021). Patient- and Prescriber-related Factors Associated with Potentially Inappropriate Medications and Drug-

drug Interactions in Older Adults. *Journal of Clinical Medicine, 10*(11), 2305.

15. Laroche, M.L., Van Ngo, T.H., Sirois, C., Daveluy, A., Guillaumin, M., Valnet-Rabier, M.B., Grau, M., Roux, B., & Merle, L. (2021). Mapping of Drug-related Problems among Older Adults Conciliating Medical and Pharmaceutical Approaches. *European Geriatric Medicine, 12*(3), 485-497.

16. Liau, S.J., Lalic, S., Sluggett, J.K., Cesari, M., Onder, G., Vetrano, D.L., Morin, L., Hartikainen, S., Hamina, A., Johnell, K., Tan, E., Visvanathan, R., Bell, J.S., & Optimizing Geriatric Pharmacotherapy through Pharmacoepidemiology Network (OPPEN) (2021). Medication Management in Frail Older People: Consensus Principles for Clinical Practice, Research, and Education. *Journal of the American Medical Directors Association, 22*(1), 43-49.

17. LeRoith, D., Biessels, G.J., Braithwaite, S.S., Casanueva, F.F., Draznin, B., Halter, J.B., Hirsch, I.B., McDonnell, M.E., Molitch, M.E., Murad, M.H., & Sinclair, A.J. (2019). Treatment of Diabetes in Older Adults: An Endocrine Society Clinical Practice Guideline. *The Journal of Clinical Endocrinology and Metabolism, 104*(5), 1520-1574.

18. Masnoon, N., Shakib, S., Kalisch-Ellett, L., & Caughey, G.E. (2017). What Is Polypharmacy? A Systematic Review of Definitions. *BMC Geriatrics, 17*(1), 230.

19. Mieiro, L., Beuscart, J.B., Knol, W., Van Riet-Nales, D., & Orlu, M. (2019). Achieving Appropriate Medication for Older Adults: A Multidimensional Perspective. *Maturitas, 124*, 43-47.

20. Muth, C., Blom, J.W., Smith, S.M., Johnell, K., Gonzalez-Gonzalez, A.I., Nguyen, T.S., Brueckle, M.S., Cesari, M., Tinetti, M.E., & Valderas, J.M.

(2019). Evidence Supporting the Best Clinical Management of Patients with Multimorbidity and Polypharmacy: A Systematic Guideline Review and Expert Consensus. *Journal of Internal Medicine, 285*(3), 272-288.

21. Novaes, P.H., da Cruz, D.T., Lucchetti, A., Leite, I., & Lucchetti, G. (2017). The "Iatrogenic Triad": Polypharmacy, Drug-drug Interactions, and Potentially Inappropriate Medications in Older Adults. *International Journal of Clinical Pharmacy, 39*(4), 818-825.

22. O'Mahony, D., O'Sullivan, D., Byrne, S., O'Connor, M. N., Ryan, C., & Gallagher, P. (2015). STOPP/START Criteria for Potentially Inappropriate Prescribing in Older People: Version 2. *Age and Ageing, 44*(2), 213-218.

23. Rhalimi, M., Rauss, A., & Housieaux, E. (2018). Drug-related Problems Identified During Geriatric Medication Review in the Community Pharmacy. *International Journal of Clinical Pharmacy, 40*(1), 109-118.

24. Tu, H.N., Chang, C.M., Chou, W.K., & Yeh, P.Y. (2017). Medication Related Problems in Older Adults. *Taiwan Geriatrics & Gerontology, 12*(1), 1-19.

25. Varas-Doval, R., Gastelurrutia, M.A., Benrimoj, S.I., García-Cárdenas, V., Sáez-Benito, L., & Martinez-Martínez, F. (2020). Clinical Impact of A Pharmacist-led Medication Review With Follow Up for Aged Polypharmacy Patients: A Cluster Randomized Controlled Trial. *Pharmacy Practice, 18*(4), 2133.

26. Wu, Y.H., Chen, C.C., & Wu, T.Y. (2016). Geriatric Polypharmacy in Taiwan. *Journal of the Formosan Medical Association, 115*(11), 891-892.

27. Yen, K.H., Hsu, C.C., Yu, P.C., Liu, H.Y., Chen, Z.J., Chen, Y.W., Peng, L.N., Lin, M.H., & Chen, L.K. (2021). Determinants of Improved Quality of Life among Older Adults With Multimorbidity Receiving

Integrated Outpatient Services: A Hospital-based Retrospective Cohort Study. *Archives of Gerontology and Geriatrics, 97*, 104475. Advance online publication.

28. Zazzara, M.B., Palmer, K., Vetrano, D.L., Carfì, A., & Graziano, O. (2021). Adverse Drug Reactions in Older Adults: A Narrative Review of the Literature. *European Geriatric Medicine, 12*(3), 463-473.

第三章
高齡者糖尿病、高血壓、血脂異常及失智症用藥簡介

黃基彰醫師
國立成功大學醫學院附設醫院高齡醫學部主治醫師
國立成功大學醫學院醫學系臨床講師

羅玉岱醫師
國立成功大學醫學院附設醫院高齡醫學部主治醫師

 課程影片

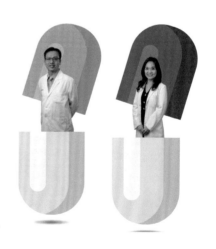

1. 掃瞄QR Code
2. 進入國立成功大學線上學習平台
   https://www.nlearning.ncku.edu.tw/nlearning/
3. 登入／註冊（未註冊者請先註冊加入會員）
4. 首頁→醫療→高齡長者用藥與飲食保健自我照
   顧課程→第三週：高齡者常見慢性病之基本用
   藥原則

第一節　高齡者糖尿病的用藥原則

3.1.1 糖尿病（Diabetes mellitus, DM）的定義

　　糖尿病是什麼？根據定義（表3-1-1），只要糖化血色素（HbA1c）大於6.5%，空腹血糖大於126 mg/dL，口服葡萄耐受性試驗（oral glucose tolerance test, OGTT）第二小時血糖大於200mg/dL以上，基本上就高度懷疑是糖尿病。要確診上述三項需重複驗證2次以上，如果是典型糖尿症狀，再加上隨機血糖測試大於200mg/dL，也可以確診為糖尿病。

表3-1-1　糖尿病的定義

項目	標準
糖化血色素（HbA1c）	≧ 6.5%
空腹血糖	≧ 126 mg/dL（7.0 mmol/L）
口服葡萄糖耐受試驗第2小時血漿血糖	≧ 200 mg/dL（11.1 mmol/L）
典型的糖尿病症狀（頻渴、多尿、體重減輕）加上隨機血糖測試	≧ 200 mg/dL（11.1 mmol/L）

3.1.2 糖尿病的盛行率

　　糖尿病的盛行率根據研究（圖3-1-1），隨著年紀增長，糖尿病盛行率也是逐漸爬升，以20到30歲族群和70以上高齡者來比較，在20到30歲時，盛行率大約只有1.2-2.6%，一旦年紀超過70歲以上就會有20%以上盛行率，顯示在高齡族群是非常重要的議題。

3.1.3 高齡者罹患糖尿病之相關風險

　　高齡者糖尿病基本上會增加其他疾病風險（圖3-1-2），例如罹患心血管疾病會有2至9倍以上風險，中風會有2至6倍以上風險，腎病也是有3至4倍風險，至於常見的神經元退化、高血壓，血脂異常等都會增加風險。

　　高齡糖尿病也會增加老年病症候群的風險，例如發生衰弱、跌倒、聽力與視力受損，認知部分也會造成下降而失智，甚至憂鬱情緒、尿失禁等，總總證據顯示老年糖尿病是要非常重視的議題。

　　過去研究發現好好地控制糖尿病，其實可以減少許多糖尿病相關併發症，例如糖化血色素每減少1%，就可以降低中風12%、心肌梗塞14%、糖尿病微小血管病變37%、周邊血管病變43%，整體死亡率也可以降低21%，所以好好地控制糖尿病，對高齡族群是非常重要的。

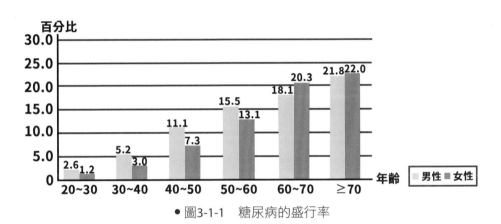

● 圖3-1-1　糖尿病的盛行率

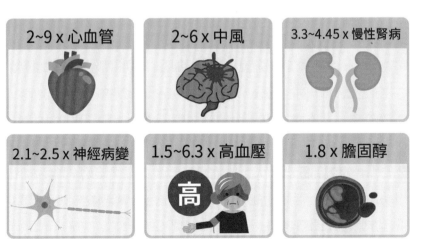

● 圖3-1-2　高齡者糖尿病增加疾病之風險

3.1.4 高齡者糖尿病治療前思考之議題及其注意事項

治療高齡的糖尿病患者前，首先要**了解個案狀況**，例如同時罹患的慢性共病、糖尿病病史時間、認知功能，與日常生活功能等都會影響治療。認知功能較差的長輩，在服用藥物時一定會有較多狀況，需要更多的協助，因此在治療時，不得不把這些議題考慮進來；再來建議要進行**個別化擬定糖化血色素目標，篩檢老年病症候群**，了解個案家庭社會支持的程度如何。

針對高齡者糖尿病有之控制，首先是自我血糖監測、重視飲食、運動和非藥物治療的方式，要好好地推廣。再來是治療三原則：盡量選用簡單的藥物，從低劑量開始、慢慢調高，最後要非常注意低血糖併發症，因為低血糖會帶來認知損害，增加心血管事件死亡，以及全因死亡。

另外值得注意的是相較於年輕族群，高齡糖尿病患者發生低血糖時較少出現手抖、噁心、冒汗等自主神經症狀，反而現較常出現非典型表現如譫妄、易怒或其他非特異的全身症狀，需要特別留意。

3.1.5 高齡者糖尿病的控制目標

高齡者糖尿病的控制目標是如何？過去研究中將族群分成不同層級（圖3-1-3），其可分為健康老年人、具複雜問題老年人、多重且非常複雜問題老年人，以及末期老年患者四個層級。不同層級之患者對於糖化血色素之控制也有所不同，對於「健康老年人」，因為較少慢性疾病，認知功能與活動較佳，依據2021年美國糖尿病治療指引建議糖化血色素可以控制在小於7.5%即可。

至於「具複雜問題老年人」，通常具有多重慢性疾病，伴隨輕度或中度認知功能影響以及活動功能變差，糖化血色素會建議控制小於8.0%。「多重且非常複雜問題老年人」指的是問題相當複雜、有嚴重的認知功能障礙，以及活動功能障礙要長照資源照護的老年人，會建議糖化血色素小

於8.5%即可。

「末期老年患者」因為預期存活壽命較短，需要的是臨終照顧，這時不需要特別嚴格控制，只要注意避免低血糖和高血糖的症狀控制即可。

患者特色	臨床狀況	糖化血色素
健康的老年人	較少慢性疾病，認知功能與活動功能佳	< 7.5%
具複雜問題的老年人	具有多重慢性疾病，輕度~中度認知功能障礙與兩項以上活動功能變差	<8.0%
多重且具非常複雜問題的老年人	除了多重慢性疾病，還有嚴重認知功能障礙與活動功能依賴，需要長期照護資源	<8.5%
末期老年患者	預期存活壽命短，已面臨臨終照護	避免低血糖和高血糖症狀控制即可

● 圖3-1-3　高齡者糖尿病的控制目標

3.1.6 高齡者糖尿病之非藥物治療

高齡者尿病之非藥物治療首先應該要啟動**營養篩檢與評估**，高齡者族群的吞嚥狀況會影響到進食，注意長輩日常生活是否有吞嚥困難導致營養不良，或是肌少症變化，再來會希望高齡者可以達到**健康與均衡的飲食控制**，希望藥物與用餐時間要配合，盡量減少太過嚴格的飲食控制，尤其70歲以上或孱弱老人，因為過度嚴格的飲食控制，常常會有營養問題發生，最後希望蛋白質攝取要足夠，避免肌少症發生。

運動部分會建議多採用有氧運動與抗阻力運動，如果遇到心肺疾病、較衰弱、不適合激烈運動時，可以建議太極拳、散步等，如果高齡者有骨關節問題，可以在水中進行輕度散步或緩和運動。

3.1.7 高齡者糖尿病之藥物治療

高齡者糖尿病在啟動藥物治療時，以糖化血色素狀況來採取不同治療選擇（圖3-1-4），通常會將糖化血色素分成小於8.5%以及大於8.5%的族群。

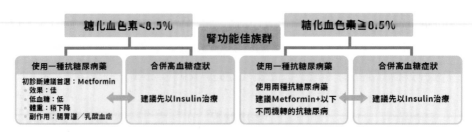

● 圖3-1-4　高齡者糖尿病的藥物治療

　　小於8.5% 的族群會建議使用抗糖尿病用藥，以雙胍類的Metformin為優先首選，如果伴隨著高血糖嚴重症狀，會建議加入胰島素治療，過程中是否要直接加入胰島素治療或口服藥物，臨床上需要個別考量情況：如果糖化血色素大於8.5%的高齡者，基本上會建議使用兩種以上抗糖尿病藥物，例如使用Metformin再加上不同機轉的抗糖尿病藥物，如果有合併高血糖症狀，也可以如同前面加入胰島素治療，不過治療時要記得一個狀況，就是高齡的糖尿病病人比較有低血糖風險，如果需要考量胰島素時，建議優先以每日一次基礎胰島素為治療選項。

　　其他口服藥物部分，國內核准藥物目前有雙胍類、促胰島素分泌劑、阿爾發葡萄糖苷酶抑制劑、胰島素增敏劑等，基本上雙胍類Metformin，是用於糖尿病控制的一線用藥，不過在高齡族群，或有肝、腎、心臟問題的患者，使用上應特別小心，至於促胰島素分泌劑，這個族群用藥像Glimepiride、Repaglinide 這樣的藥物，因為本身降低血糖的風險較高，要特別留意是否有低血糖疑慮，而胰島素增敏劑則要留意，是否有體液滯留、水腫、心衰竭等問題（圖3-1-5）。

　　另外，臨床使用較新穎的藥物例如二肽基酶抑制劑、鈉─葡萄糖共同輸送器抑制劑、類升糖素肽的受體促效劑等，這些藥物在高齡者使用上也是要特別留意，例如二肽基酶抑制劑可能增加鼻咽炎，泌尿道感染、急性胰臟炎等副作用，除了Linagliptin外，其他藥物要注意腎功能調整，鈉─葡萄糖共同輸送器的抑制劑，會對高齡者有泌尿道、生殖器感染的風

險，因此衰弱族群也要特別地小心，而類升糖素肽受體的促效劑，也是有急性胰臟炎、造成衰弱病人體重減輕的風險，此外由於高齡者常有肝腎功能的退化，也要特別留意這類藥物的使用（圖3-1-5）。

藥理分類	國內核准藥物	禁忌症及老年族群考量
雙胍類	Metformin	不建議使用於合併肝、腎、心臟功能不全，低血氧的病人。
促胰島素分泌劑磺醯脲類	Glimepiride、Glipizide 等	體重增加，低血糖風險，對高風險低血糖者應優先考慮使用其他口服藥物。
促胰島素分泌劑非磺醯脲類	Repaglinide 等	每日用藥頻率較高，可能影響遵屬性，應從低劑量開始治療。
阿爾發葡萄糖苷酶抑制劑	Acarbose 等	腸胃道副作用，每日用藥頻率較高，可能影響遵屬性。
胰島素增敏劑	Pioglitazone 等	造成體液滯留、水腫及體重增加。不建議用於病人肝功能不全。骨質疏鬆風險。
二肽基酶-4抑制劑	Sitagliptin 等	可能有鼻咽炎、泌尿道感染及急性胰臟炎等副作用。除了 linagliptin 外，需根據腎功能減少劑量。
鈉—葡萄糖共同輸送器-2 抑制劑	Empagliflozin 等	會增加泌尿道與生殖器感染的風險，可能導致衰弱病人體重減輕。
胰島素	基礎胰島素、速效或 短效胰島素及預混型胰島素	需有一定照護能力之病人或看護者、體重增加、有低血糖風險。
類升糖素肽-1受體促效劑	Liraglutide 等	可能發生急性胰臟炎、可能造成衰弱病人體重減輕，肝腎功能不全病人，需謹慎使用。

● 圖3-1-5　高齡者糖尿病的治療藥品

第二節　高齡者高血壓的用藥原則

3.2.1 高血壓之成因

　　高齡者高血壓之成因主要是隨著年紀老化，血管硬化、失去彈性，導致收縮壓異常地升高，同時腎小動脈硬化也會導致腎臟釋放腎素的作用減退，加上壓力感受器的敏感性降低，血管舒張功能的beta受器數目減少，以及自主調節功能的失常，所有過程會導致高齡出現高血壓。

　　高血壓這個議題為什麼如此麼重要？其實血壓升高時，多數人不會有明顯症狀，因此很容易被忽視，過去心血管疾病、腦中風、糖尿病、腎臟病，這些重大慢性病共同危險因子都是高血壓，1990年代全球的疾病負擔（global burden of disease）排名第四，近幾年幾乎是全球疾病負擔首位。

3.2.2 高血壓之盛行率

　　依據國健署資料可以看到（圖3-2-1），台灣高血壓盛行率隨著年紀增加，呈現爬升變化，以20歲族群和70歲族群相較，可以看到高血壓的盛行率從6.2%至14.4%，會竄爬到71.2%至80.3%，流病資料顯示當年紀到達70歲以上，幾乎有超過三分之二以上長輩會有高血壓問題，因此高血壓議題在高齡族群特別重要。

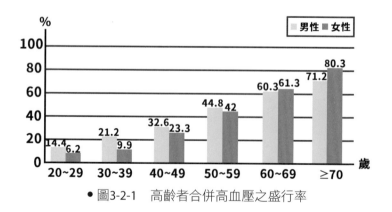

● 圖3-2-1　高齡者合併高血壓之盛行率

3.2.3 高血壓

　　高血壓有幾種不同測量方法，按照2016年高血壓治療指引，如果在診間測量值大於等於140/90mmHg，就可以定義是有高血壓問題，如果個案是在自家裡測量，只要超出135/85mmHg也是高血壓，如果採取連續性24小時自動血壓計的平均計算，130/80mmHg以上就是高血壓。

　　在量測血壓前，有幾個重要原則要注意，第一個原則在測量前一小時，盡量避免吃東西，不要喝咖啡、抽菸等，在30分鐘內避免激烈運動，測量前5分鐘最好安靜坐在靠背椅子上，雙腳不要交叉、腳板自然平放，第一次測量時建議雙手測量，採較高測量為最終基準，在家測量每周有12至25次左右，每天至少要量測2次以上（表3-2-1）。

　　不過值得注意的是美國心臟協會於2017年發布有關高血壓標準值的最新治療指引，重新定義血壓達130/80毫米汞柱（收縮壓130毫米汞柱、舒張壓80毫米汞柱）以上即為高血壓。

表3-2-1　血壓測量注意事項

1. 測量前一小時避免進食、喝咖啡、吸菸
2. 測量前30分鐘避免運動
3. 測量前5分鐘安靜地坐在有靠背的椅子上，雙腳不可交叉，腳板自然平放地上
4. 第一次雙手測量（若無禁忌症），之後以較高測量值為準
5. 在家測量每周至少有12-25次測量值

3.2.4 高齡者高血壓之標準

　　而量測的血壓如何判定是否正常？在高齡者血壓標準，近幾年有許多不同研究、不同說法，依照台灣照顧高血壓指引，一般高血壓患者，控制目標在收縮壓140mmHg、舒張壓90mmHg，如果是罹患慢性病的高風險病人，像具有糖尿病、心血管及患有蛋白尿的慢性腎病患者，或者是接受

抗血栓劑預防中風者，建議收縮壓控制目標在130mmHg以下，如果是80歲以上長輩，但是沒有臨床症狀者，一般建議收縮值目標可以設定小於140mmHg，最新美國研究提到老年族群，希望把收縮血壓控制目標嚴格要求到120mmHg，不過該研究排除相當多的慢性疾病長輩，而且量測血壓是採自動式的量測，以上因素也應列入設計血壓目標考慮（圖3-2-2）。

另外，在一般高齡與合併衰弱高齡者的血壓治療考量方面，如果依照歐洲2018年指引，強調「老年族群（65歲以上）」和「高齡老年（80歲以上）」的身心智力綜合狀況都是需要被考慮，不只有血壓，還要注意整體的認知功能，或其他的身理影響，再來要注意患者對高血壓強化治療是否可忍受，會不會出現副作用，如果是超過80歲以上長輩，還沒有開始任何治療，當第一次在診間收縮壓大於160mmHg時，才應該開始啟動降壓治療。

▍一般高血壓患者：
血壓控制目標值｜140/90mm/Hg

▍罹患慢性病等高風險病人：
建議糖尿病、心血管疾病患者、有蛋白尿的慢性腎臟病患者及接受抗血栓劑治療預防中風者，控制收縮壓之目標值在130mmHg以下

▍大於80歲之老人且無臨床症狀者：
控制收縮壓之目標值可小於140 mmHg

● 圖3-2-2　高齡者高血壓之控制目標

3.2.5 高血壓之診治原則

依照台灣高血壓指引，其分類分成正常偏高，還有三級高血壓分類，最重要是良好的生活習慣，如果落在血壓偏高族群，會建議只有高危險病人才要考慮藥物治療，如果血壓落在140-160mmHg的族群，基本上

只要有心血管風險，還是會考慮啟動藥物治療，但大多數患者會優先採取非藥物控制3至6個月，無法進步者才會再考慮啟動藥物治療，如果血壓是大於160mmHg，落在第二級以上的高血壓，基本上就要啟動藥物治療，在治療部分也必須更新高血壓處理的相關新知，尤其是美國的治療指引是限制更加嚴格，未來相信會有更新的證據，台灣也會再做新的調整（圖3-2-3）。

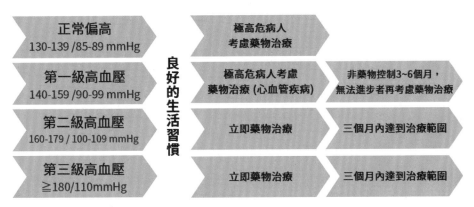

● 圖3-2-3　高血壓之診治原則

3.2.6 高血壓之非藥物治療

　　一般方式採低鈉飲食、限酒、減重、戒菸、健康飲食跟運動，所謂低鈉飲食指的是每天限鹽2至4克，酒精部分男性建議每天小於30克，女性每天低於20克，如果換算成一般民眾常喝的啤酒，男性一天要低於750毫升、女性要小於500毫升，減重部分會希望體重控制在BMI 22.5-25間，吸菸部分希望完全戒除，至於健康飲食部分，地中海飲食後面會再介紹，運動部分，希望能夠採取有氧運動，每天40分鐘以上，每周3至4次。

　　接下來介紹健康飲食，也就是地中海飲食，首先少吃甜食、含糖飲食及紅肉，再來選擇全穀根莖類、高膳食纖維，多吃低脂乳品、家禽、魚與堅果，多攝取不飽和脂肪酸，減少飽和脂肪酸飲食，當然也有提倡得舒飲

食，不過在高齡族群會因為嚴重限鹽，容易導致低血鈉，所以可以採適度低鹽即可，不需要完全的限制。

3.2.7 高血壓之藥物治療

高血壓藥物部分，在高齡族群有幾個注意事項：第一個是高齡者肝臟和腎臟，通常功能會比較差一點，容易造成藥物蓄積，因此在劑量選擇要特別注意。

再者高齡者的血容量減少，交感神經的抑制較敏感，在治療過程較容易發生低血壓，增加高齡者跌倒風險，因此開立處方用藥時需評估注意病人安全。

另外罹患多種疾病，藥物容易有交互作用，因此使用藥物要特別加強衛教，注意是否產生不良反應，最後血壓升高應該要定期量測，不能以症狀有無作為治療與否的依據，還要注意選擇藥物時，最好選擇溫和的單方降壓藥物，如果需要使用兩種以上，最好考慮複方藥物，減少服藥顆數，也一定要提倡服藥遵從性的重要，才能夠好好控制血壓，降低心血管相關疾病。

藥物使用部分會依據高齡者的臨床狀況，選擇不同的血壓藥物，例如有心肌梗塞、心衰竭或中風的高齡者，建議使用血管張力素轉化酶的抑制劑、血管張力素受體阻斷劑，如果是糖尿病患友，也會考慮類似的治療處方（圖3-2-4）。

至於周邊的動脈血管疾病，會建議優先使用鈣離子阻斷劑，不建議部分要特別強調，高齡族群其實藥物使用容易有相對的禁忌，或絕對的禁忌，例如高齡長輩有氣喘、病竇症候群、高度心房心室傳導障礙，這時候乙型的交感神經受體阻斷劑，非DHP類鈣離子阻斷劑就不建議使用，如果是雙側腎動脈狹窄問題，建議不要使用血管張力素轉化酶抑制劑、血管張力素受體阻斷劑，至於使用醛固酮接受器拮抗劑的長者，要特別提醒有

高血鉀的液體不能使用，如果是收縮不良性的心衰竭，原則上不建議甲型的交感神經的受體的阻斷劑（圖3-2-5）。

臨床情況	藥物
心肌梗塞	血管張力素轉化酶抑制劑、血管張力素受體阻斷劑、乙型交感神經受體阻斷劑
心衰竭	血管張力素轉化酶抑制劑、血管張力素受體阻斷劑、乙型交感神經受體阻斷劑、利尿劑、醛固酮接受器拮抗劑
中風	血管張力素轉化酶抑制劑、血管張力素受體阻斷劑、鈣離子阻斷劑、利尿劑
慢性腎臟病	血管張力素轉化酶抑制劑、血管張力素受體阻斷劑、利尿劑
周邊動脈血管疾病	鈣離子阻斷劑
糖尿病	血管張力素轉化酶抑制劑、血管張力素受體阻斷劑

● 圖3-2-4 高血壓之藥物治療

乙型交感神經受體阻斷劑		非 DHP 類鈣離子阻斷劑		血管張力素轉化酶抑制劑 血管張力素受體阻斷劑	
相對禁忌	氣喘、病竇症候群、二度或三度心房心室傳導阻礙	相對禁忌	病竇症候群、二度或三度心房心室傳導阻礙	相對禁忌	雙側腎動脈狹窄
絕對禁忌	周邊動脈血管疾病、代謝症候群	絕對禁忌	收縮不良性心衰竭	絕對禁忌	高血鉀

醛固酮接受器拮抗劑		利尿劑		甲型交感神經受體阻斷劑	
絕對禁忌	高血鉀	相對禁忌	痛風、低血鈉、低血鉀、代謝症候群	相對禁忌	收縮不良性心衰竭

● 圖3-2-5 高血壓之藥物不建議用此情境

第三節　高齡者血脂異常的用藥原則

本節首先會講述血脂異常的定義與影響，後續介紹高齡者血脂肪變化、膽固醇分類，最後講述血脂異常之治療目標，以及藥物治療種類。

3.3.1 血脂異常帶來之不良影響

高血壓、高血糖，以及血脂異常是維護血管健康時，三個重要的危險因子。其中，體內血脂肪長期處於高濃度時，容易累積在血管當中，此時血管內壁會不斷地累積增厚，並且會產生脂肪斑塊，也就是動脈硬化的過程。動脈硬化會造成血管阻塞、硬化，並且喪失彈性，接著可能會產生血栓，最後造成血管阻塞。血管阻塞後，血管灌流不佳，因此會導致許多疾病產生（圖3-3-1）。由此可知，血脂異常是目前血管健康最大的威脅，也是心血管疾病最重要的危險因子之一。

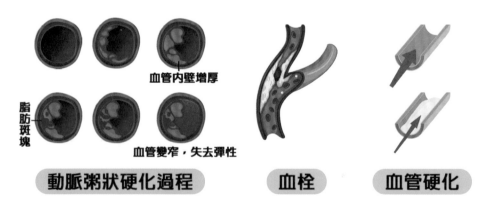

● 圖3-3-1　高血脂之不良影響

3.3.2 血脂異常之定義

臨床上門診時常有病人詢問，有關抽血結果三酸甘油酯偏高，或總膽固醇偏高，到底算不算血脂異常呢？因此接下來先介紹血脂異常的定義。

血脂肪是泛指我們血液當中的脂肪，血脂肪有多種分類，但臨床上，最主要測量的是**膽固醇**與**三酸甘油酯**。廣義來說，當血液中的膽固醇，或是三酸甘油酯的濃度高於正常值，就可以稱做高血脂症，另外一種命名則稱為「血脂異常」。

一般來說，總膽固醇、三酸甘油酯、低密度脂蛋白膽固醇偏高，都是直接稱為高血脂症，但是膽固醇分類當中的高密度脂蛋白膽固醇，其標準值是需高於特定濃度，所以高密度脂蛋白膽固醇比較低的時候，並不稱為高血脂症，而是稱為血脂異常。

至於膽固醇要多高才叫做高呢？總膽固醇（空腹）如果超過200mg/dL，稱為高膽固醇血脂症，那如果三酸甘油酯（空腹）超過150mg/dL，稱為高三酸甘油酯血症。換言之，不論血中的膽固醇指數偏高、三酸甘油酯指數偏高，或是兩者都偏高，都可以泛稱為高血脂症。

3.3.3 血脂肪從何而來？（圖3-3-2）

許多民眾認為膽固醇高，或是三酸甘油酯高時，少吃一點油脂豐富的食物就可以改善，但卻忽略一個重點，就是膽固醇與三酸甘油酯的製造包含兩個面向：第一是從食物攝取，例如醣類攝取過多，會導致三酸甘油脂增加，果糖、葡萄糖、蔗糖都能轉換成三酸甘油酯，因此節制攝取精緻澱粉類的食物可以有助於控制三酸甘油酯的濃度。第二個則是在肝臟進行製造與代謝，事實上，從食物攝取的膽固醇所佔比例較低，大約二到三成不等，身體製造的膽固醇比例較高，所以當血脂肪偏高的時候，不要只想從飲食來控制，也同時需要配合其他的治療方式，才能夠有效降低。

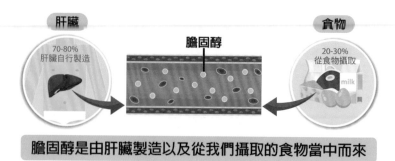

● 圖3-3-2　血脂肪來源？

3.3.4 血脂異常危險因子

基因是血脂異常的危險因子之一，東方男性很多人天生高密度脂蛋白膽固醇都相當低，有些人甚至低於30mg/dL，這是屬於先天性血脂異常的危險因子。

除此之外，很多危險因子與生活型態有關，例如：不運動、肥胖、高熱量飲食習慣、攝取不健康的飲料或是酒精、吸菸，以及一些慢性疾病（例如高血壓、糖尿病，慢性腎臟病等），這些都會造成血脂異常。

另外，年齡也是一個危險因子，40歲以後血脂肪的代謝功能會變差，產生血脂異常的機會較高。

3.3.5 血脂肪與年齡的變化

根據李世代老師等人針對台灣的高齡者之研究（圖3-3-3），高齡者意指65歲以上長輩，其血中膽固醇與三酸甘油酯的變化，無論是男性或女性，並非隨著年紀而增加，血脂肪濃度會維持持平的狀態，直到80歲時，可發現血脂肪濃度會有輕微下降。由此可知，高齡者在用藥治療血脂異常時，需要配合醫生做定期臨床抽血檢驗，由於膽固醇及三酸甘油酯血中濃度不見得會隨年紀增加而變高，藥物需要根據高齡者的年齡與血脂肪濃度變化而調整劑量。因此，需要再次強調要配合臨床醫師進行治療期間的抽血檢驗。

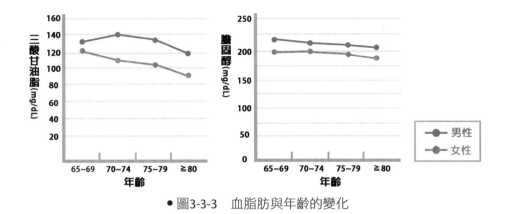

● 圖3-3-3　血脂肪與年齡的變化

3.3.6 好壞膽固醇之分別

　　好的膽固醇稱做高密度脂蛋白膽固醇（high-density lipoprotein cholesterol, HDL-cholesterol），高密度脂蛋白膽固醇可以把血管壁裡面累積的脂肪斑塊，帶回肝臟進行代謝分解，是血管的清道夫，可以避免不好的膽固醇，累積在血管壁上。

　　不好的膽固醇稱做低密度脂蛋白膽固醇（low-density lipoprotein cholesterol, LDL-cholesterol），如果低密度脂蛋白膽固醇濃度很高的時候，很容易累積在血管壁上，造成前面所提及的動脈粥狀硬化與血管的狹窄（圖3-3-1）。

3.3.7 血脂異常治療時機

　　血管狹窄時會讓血液輸送的效率變差，正常大小的血管因為慢慢地阻塞，導致管徑變小，而後血流的運送就變得不佳，如果是心臟的血管受到阻塞，就會產生心臟病，如果是腦部的血管受到阻塞，就會變成中風。

　　何時需要治療血脂異常？不論是膽固醇或是三酸甘油酯，首先要先看有沒有危險因子或是慢性共病的情形，慢性共病指的是高血壓、糖尿病、缺血性中風、心臟病、慢性腎臟病，以及高危險家族性的高膽固醇血

症，而不應該單純認為高齡者血脂肪本來就偏高，而失去治療與控制血脂異常的先機。

若有慢性共病，並且抽血呈現膽固醇或三酸甘油酯偏高的情形，此時應盡快與醫師討論，是否應開始藥物治療。但是如果沒有上述共病，是第一次發現有血脂異常時，則建議先**經過三到六個月的飲食及生活習慣的調整**，譬如：運動、戒菸、減重、戒酒、少吃精緻澱粉等等非藥物的治療，並抽血追蹤，如果膽固醇或是三酸甘油酯已經回到正常，此時便可以定期追蹤，不需用藥。

3.3.8 血脂異常的藥品種類

根據2016年健保署藥物排行榜統計，血脂異常用藥已經擠下高血壓用藥，變成台灣十大用藥的第一名，而且十大用藥裡面，有三種都是降血脂的藥品。

降血脂的用藥不論是降膽固醇或是降三酸甘油酯，主要分為七大類（表3-3-1），這七大類其實臨床上都有使用，但是有一些類別的藥物，副作用較大，有時候病人吃了不是沒有效，而是吃了副作用導致不適，無法繼續使用。

第一類纖維酸鹽衍生物（Fibric-acid derivatives），臨床上通稱這類叫做Fibrates類藥物（圖3-3-4），主要用來治療高三酸甘油酯血症，這類藥物雖然主要降三酸甘油酯，但是同時可以降低膽固醇。臨床使用時要注意，可能造成腸胃道不適、消化不良或是膽結石、肌肉病變等副作用，肝功能也有可能上升，所以需要監測病人肝功能的變化。

第二類膽酸結合樹脂（Bile acid sequestrant resin），它是一個粉狀的藥物（圖3-3-5），顧名思義它是樹脂類的，有可能會影響其他藥物的吸收，而且容易造成便秘及腸胃的不適，這類藥物主要只能降膽固醇，對三酸甘油酯的影響其實不大，因此臨床上使用的機會較少。

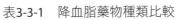

表3-3-1　降血脂藥物種類比較

藥物種類	常用藥名	副作用
纖維酸鹽衍生物 Fibric acid derivatives	Gemfibrozil、 Fenofibrate、 Clofibrate	消化不良、膽結石、肌肉病變
膽酸結合樹脂 Bile acid sequestrant resin	Cholestyramine、 Colestipol、 Colesevelam	腸胃道不適、便祕降低其他藥物吸收效果
菸鹼酸 Nicotinic acid	Niacin、Niaspan	腸胃道不適、臉潮紅高尿酸、高血糖、肝毒性
史塔汀 Statins HMG-CoA r eductase inhibitors	Rosuvastatin、 Lovastatin Simvastatin、 Fluvastatin Atorvastatin	肝病變、肝細胞酵素增加血糖升高（5%）
膽固醇吸收抑制劑 Cholesterol absorption inhibitor	Ezetimibe	頭痛、腹痛、腹瀉
Omega-3脂肪酸 Omega-3 fatty acids	Omacor	魚腥味、過敏、皮疹
前蛋白轉化酶枯草桿菌蛋白酶9抑制劑 PCSK9 inhibitor	evolocumab、 alirocumab	注射處局部反應

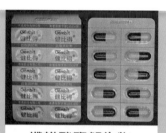

💊 常用藥名

| Gemfibrozil
| Fenofibrate
| Clofibrate

纖維酸鹽衍生物
Fibric acid derivatives

⚠️ 副作用

| 消化不良
| 膽結石
| 肌肉病變

● 圖3-3-4　纖維酸鹽衍生物

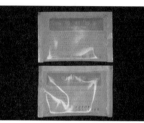

💊 常用藥名

| Cholestyramine
| Colestipol
| Colesevelam

膽酸結合樹脂
Bile acid
sequestrant resin

⚠️ 副作用

| 腸胃道不適
| 便祕
| 降低其他藥物
吸收效果

● 圖3-3-5　膽酸結合樹脂

　　第三類的藥物叫做菸鹼酸（Nicotinic acid）（圖3-3-6），菸鹼酸同時可以降低膽固醇，也可以降三酸甘油酯，不過，其副作用值得注意，因此臨床上，使用機會沒有如前述Fibrates類藥物來的普及。副作用包含有：腸胃道不適、臉潮紅、高血糖、高尿酸，甚至對肝功能也有影響，藥物治療過程也需要定期抽血來監測肝功能的變化。

　　第四類是臨床上最常被使用的藥物HMG-CoA還原酶抑制劑（HMG-CoA reductase inhibitor），這類藥物的學名多以statin結尾，因此也稱為史塔汀（Statin）類的藥物（圖3-3-7）。

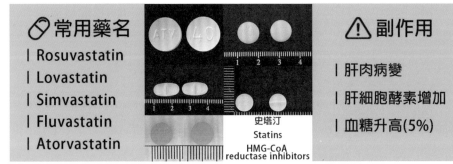

● 圖3-3-6　菸鹼酸

常用藥名
- Niacin
- Niaspan

副作用
- 腸胃道不適
- 臉潮紅 | 高尿酸
- 高血糖 | 肝毒性

菸鹼酸
Nicotinic acid

常用藥名
- Rosuvastatin
- Lovastatin
- Simvastatin
- Fluvastatin
- Atorvastatin

副作用
- 肝肉病變
- 肝細胞酵素增加
- 血糖升高(5%)

史塔汀
Statins
HMG-CoA
reductase inhibitors

● 圖3-3-7　史塔汀（Statin）類藥物

　　史塔汀藥物種類非常多，最主要是使用於降低血中膽固醇濃度，有相當好的效果，同時也可以降低血中三酸甘油酯濃度，臨床上較常被提及的副作用，就是服用後容易造成病人肌肉酸痛等不適，肝功能也有機會治療後升高。部分史塔汀（Statin）類藥物，長期使用可能會造成病人血糖升高，導致第二型糖尿病的發生。因此若病人治療高血脂前，血糖數值就偏高，或是有糖尿病的家族史，要使用這類史塔汀藥物前，請先與醫師溝通，以便優先選擇對血糖數值影響較小的藥物類型開始治療。

　　第五類藥物是膽固醇吸收抑制酶（Cholesterol absorption inhibitor）（圖3-3-8），這一類藥物主要作用在腸胃道，減少腸胃道膽固醇的吸

收，單獨使用也能有效降低血中膽固醇濃度，也可略降血中三酸甘油酯濃度。臨床上除了單獨使用外，也常與史塔汀類藥物一起使用，以便將血中膽固醇濃度降得更低，以符合治療目標。

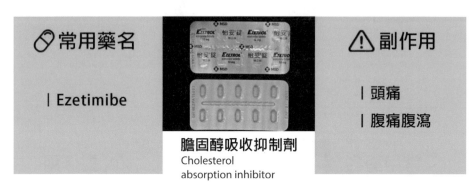

● 圖3-3-8　膽固醇吸收抑制劑

　　第六類藥物是Omega-3脂肪酸（Omega-3 fatty acids），其主要成分包含深海魚油中富有Omega-3的多元不飽和脂肪酸（n-3 PUFA, polyunsaturated fatty acid），這種脂肪酸主要分為二十二碳六烯酸（docosahexaenoic acid, DHA）和二十碳五烯酸（eicosapentaenoic acid, EPA）等，若攝取足夠劑量EPA與DHA至每天2-4克時，可有效降低血中三酸甘油酯，建議應使用於高三酸甘油酯血症（≥500mg/dL）的病人，副作用是可能服用後會產生過敏反應。這類藥物目前健保並沒有給付。

　　第七類藥物是前蛋白轉化酶枯草桿菌蛋白酶9抑制劑（proprotein convertase subtilisin-kexin type 9 inhibitor），簡稱PCSK9抑制劑，PCSK9是2003年發現的一個膽固醇代謝調節基因，負責回收低密度脂蛋白受體（LDL-R），低密度脂蛋白受體負責清除低密度脂蛋白膽固醇（LDL-C），而PCSK9抑制劑這一類藥品以「單株抗體」為主，透過抑制PCSK9，減少LDL受體被回收，來降低血中的低密度脂蛋白膽固醇。優點是一個月注射一至兩次即可，缺點是價格昂貴並且病人需要接受打

針，副作用是在注射處可能會產生局部反應。這類藥物通常僅用於特定病人族群，例如有家族性的高膽固醇血症，或是無法耐受史塔汀類藥物治療副作用，以及對於其他藥物反應不佳的病人。

3.3.9 膽固醇與三酸甘油酯治療目標值

首先，血中膽固醇濃度要降到多少才算達到治療目標呢？次級預防治療目標的訂定需要根據個案有沒有其他共病來整體考量。

根據中華民國血脂肪暨動脈硬化學會2017年臺灣高風險病人血脂異常臨床治療指引（表3-3-2），若病人除了高血脂症，還合併急性冠心症加上糖尿病，低密度膽固醇降考慮降至55mg/dL。

假設病人單純只有急性冠心症或是穩定冠狀動脈疾病，其低密度膽固醇治療目標是70mg/dL。病人若同時有糖尿病加上心血管疾病，低密度膽固醇治療目標也是70mg/dL。

若病人曾經有缺血性腦中風，或只有糖尿病單一疾病時，低密度膽固醇治療目標是100mg/dL。

患有慢性腎臟病的病人，若血中低密度脂蛋白膽固醇（LDL）大於100mg/dL時，希望就積極開始治療。

若是家族性的高膽固醇血症，則須根據年齡區分，以及有沒有合併心血管疾病來訂定其治療目標。

在高三酸甘油酯血症的治療上，若血中三酸甘油酯大於等於500mg/dL時，為預防胰臟炎的發生，建議開始用藥治療，治療的目標定在低於150mg/dL。

最後，要說明一個臨床上常見的問題，「一旦開始吃治療血脂異常的藥，是不是就要吃一輩子，完全都不能停藥呢？到底什麼時候我可以停藥呢？」

研究指出，服用降血脂用藥一段時間後，若突然停藥，血管將產生嚴

重發炎，對血管相當不健康。因此，我們會衛教病人：若開始使用控制血脂肪的藥物之後，治療期間需要配合醫師定期抽血檢查，如前述所提，高齡者隨著年紀增加，血脂肪不一定會持續上升，配合治療方針，定期抽血檢驗血脂肪指數，便可以根據是否達到治療目標值，與醫師討論進行藥物劑量調整，千萬不要自己貿然地停藥。

表3-3-2　2017年台灣高風險病人血脂異常治療指引

疾病/狀態	低密度膽固醇（LDL-C）之目標（mg/dL）
急性冠心症候群＋糖尿病	<55可以考慮
急性冠心症候群	<70
穩定冠狀動脈疾病	<70
糖尿病＋心血管疾病	<70
缺血性腦中風或暫時性腦部缺氧	<100
糖尿病	<100
慢性腎臟病（階段3a-5, GFR<60）	>100時開始治療
家族性高膽固醇血症	成人<100、小孩<135、有心血管疾病<70

第四節　失智症簡介與治療方向

此節有兩個學習目標，第一是介紹失智症，第二是介紹失智症的治療方向與目標。

3.4.1 失智症之定義

失智症是**後天**發生的，不是先天性的疾病，是漸進性認知功能退化的一個症候群。

過去民眾經常認為失智症就是記憶功能不好，但失智症影響不僅僅是記憶的功能，還有其他**多面向認知功能的喪失**，如語言、學習、專注力等等，這些其他面向的認知功能，都會因為失智症而逐漸退化。而這種退化需要與老化做區別，老化的過程，較不會影響日常生活，但是失智症是一個病症，會造成病人的認知功能，跟過去相比有非常明顯的落差，而且會影響其日常生活功能。

3.4.2 老化與失智症之差異

人類的大腦從40歲前後就開始步入老化，老化讓我們可能會突然間忘記一些事情，但是事後或是經過提醒，可以回想起來，這樣的狀況並不會影響到個人日常生活。

反觀失智症，病人對於自己曾經說過的話，做過的事情，完全想不起來，就算旁人提醒，還是無法回想起來，也沒有辦法把這些事物記憶起來。所以病人沒有辦法記住測試中的物品，甚至可能忘記有醫護人員曾幫他做過測試。

失智症影響的是整體認知功能，所以除了記憶以外，其他認知功能亦會受到影響，在臨床上可能出現下列表現（圖3-4-1）。

例如：**判斷力變差**，可能會不小心買了很多不需要的東西、**記憶力減退影響到工作**、**語言表達出現問題**，例如病人想要用杯子喝水，可是沒有

辦法說出：請把杯子遞給我，因為其語言表達出現問題，或**抽象思考出現困難**，在溝通較複雜的概念時，病人無法理解，也可能**喪失時間與地點的定向感**，空間定向感若受到影響，出門會容易迷路，可能無法找到回家的路。

　　有一些病人以**個性改變來表現**，本來個性溫柔的人，如果得了失智症，可能脾氣變得暴躁。或是因為不清楚東西應該放在什麼地方，就產生**東西擺放錯亂**的情形，例如把鑰匙放在冰箱裡面，把內褲收到餐桌上面，這些不適當的置放行為。接著是**活動與開創力的喪失**，臨床上以低動機來描述這種狀況，當邀請失智症的長輩多出門，多參與一些社交活動，以便刺激大腦，但是病人對這些都興趣缺缺。還有**行為與情緒改變**，這對於失智症的照顧者，是最大的困擾。失智症是大腦整體認知功能的退化，本來能夠做也很**熟悉的事情，卻變得無法勝任**，這也是失智症症狀之一。

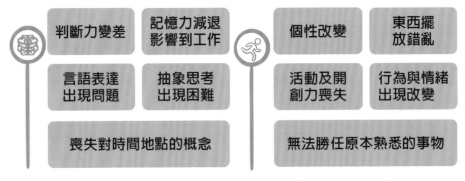

● 圖3-4-1　失智症之臨床徵狀

3.4.3 失智症在台灣的盛行率

　　失智症是高齡化社會相當重要的議題，在全世界各地都是重要疾病，是二十一世紀的大症。國際失智症協會推估，2015年開始，平均每3秒就有一個人罹患失智症，根據台灣失智症協會的報告，2017年台灣失

智症人口已經超過27萬人。雖然失智症其盛行率與發生率，會隨著年齡增加而上升，但是即便活到90歲，還是有五成以上的長輩是健康而且沒有失智，因此，失智症並非正常的老化，也不是加速老化。

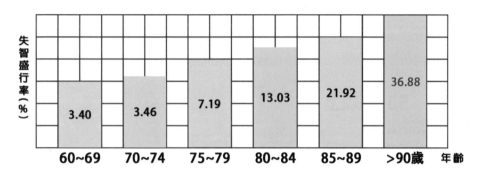

● 圖3-4-2 失智症在台灣的盛行率

註：當活到85至89歲時，大約有五分之一的機會，可能得到失智症，若超過90歲，大概有36%的機會得到失智症，所以隨著年齡越來越增加，失智症的盛行率會越高。

3.4.4 失智症之種類

　　失智症可以三種類型（圖3-4-3）來進行區分：第一類稱為退化性的失智症，大概有五到六成的患者屬於這種類型，退化性的失智症裡，有最為人熟知的阿茲海默症（Alzheimer's disease）、路易氏體失智症（Dementia with Lewy bodies）及額顳葉失智症（Frontotemporal dementia），在臨床上表現會有所不同，病理表現也有不同，因此區分出來。

　　第二類為血管性失智症，約有五分之一到四分之一左右病人屬於這類型，因腦血管疾病所引起的失智，例如腦中風、腦出血或大腦梗塞後，導致血管性失智症。臨床表現上，血管性失智症與退化型的失智症，略有不同。預防醫學的角色在此一類型失智症，顯得十分重要。本章節前面有提到高血糖、高血壓、高血脂等三高慢性疾病控制良好時，可以有效預防血

管性失智症之發生。

　　第三種類型為其他原因的失智症，雖然比例不高（佔5-10%），卻值得被重視與強調，因為此類型裡，潛藏一部分可逆性的失智症。例如：甲狀腺低下、維他命B12缺乏、葉酸缺乏，或是腦瘤、外傷造成的硬腦膜下出血等等，上述原因若能夠透過早期篩檢、早期診斷，進行早期介入，這一類型的失智症經過治療可能恢復，因此需要特別被強調。

50 % 以上

退化型失智症：
大部分患者屬此類型

阿茲海默症
(Alzheimer's disease)

路易氏體失智症
(Dementia with Lewy bodies)

額顳葉型失智症
(Frontotemporal lobe degeneration)

20~25 %

血管性失智症：
腦血管疾病所引起

5~10 %

**其他原因或
混合型失智症：**
腦瘤、外傷、酒癮

● 圖3-4-3　失智症種類

3.4.5 失智症之治療方向與目標

　　許多民眾都認為失智症與其他慢性疾病相同，吃藥就能痊癒。然而，失智症的治療相當複雜，至目前尚無任何藥物或治療方法，可以有效阻止或逆轉退化性失智症的病程進展。除此之外，以往面對疾病時，臨床人員只需治療病人本身，但由於失智症是長時間進展並且持續退化的疾病，國外研究指出，平均診斷到死亡約有8至12年之久。在病人長期罹病的過程當中，照顧者的身體、心理、社會，同時承受許多的壓力，因此，失智症的照顧者，也是需要被關心與治療的對象。

　　首先，**需要正確的診斷才能夠正確地治療**。最重要的是前述所提及有部分是可逆性的病因，若能及早診斷，才能有理想的治療效果。由於高齡

者的健康儲留力較低，即便是可逆性的病因，若太晚發現未能及早介入，高齡者的認知功能亦無法完全恢復。

第二個方向就是**家屬諮詢與教育**，要協助家屬與照顧者認識失智症，主要原因是因為失智症病程很漫長，過程當中病人可能會出現許多讓家屬困擾的情緒與行為表現，若能夠幫助家屬認識失智症，未來可能面對哪些狀況，家屬與照顧者可以早一點有所準備，早一點提供藥物與非藥物的治療，而且能減輕焦慮，身心較不會因為誤解而承受過多的壓力與痛苦。

第三個方向是**進行諮詢來減少意外的發生**，失智症病人可能會面對各種不同的安全問題，有些是環境造成，有些是因為認知退化所造成。預防重於治療，意外一旦發生，將可能造成更多照顧上的負擔，降低病人的功能，尊嚴也可能受到影響。所以盡早認識並進行預防措施，病人與家屬都有機會過更有尊嚴與品質的生活。舉例來說，跌倒可能會導致骨折與臥床；失智症很容易在後期產生吞嚥問題，嗆咳會導致吸入性肺炎，需要住院，而住院後功能可能衰退；病人忘記有沒有喝水，造成水分攝取不夠，產生泌尿道感染等等，這些意外狀況，都可以透過諮詢，然後預先進行照護衛教，減少問題發生。

第四個方向是為最困擾照顧者的**異常行為問題處理**，稱為失智症的行為與精神症狀（Behavioral and Psychological Symptoms of Dementia, BPSD），BPSD包含了失智症之憂鬱症狀（漠不關心、體重減輕、睡眠障礙、不愛活動等），除憂鬱症狀外，還有失智症的精神病症狀（妄想、幻覺、錯認等），最後是失智症的行為障礙（攻擊、迷路、漫遊、病態收集行為、日落症候群、不適當性行為等）。失智症病人從診斷到發病之過程當中，都有可能會出現上述憂鬱、妄想、攻擊等等精神行為症狀，需要非藥物的介入，甚或是藥物來協助減輕行為與精神症狀，後續失智症治療的章節，會特別針對行為與精神症狀之治療，再詳盡說明。

　　失智症的治療方向如圖示（圖3-4-4），也就是上述的四個方向，要
以認知功能、生活功能與行為症狀，整體進行處遇，需要透過藥物與非藥
物的治療，希望能夠維持病人的認知功能、生活功能與行為的功能，不讓
功能下降。提醒大家，除治療病人本身以外，照顧者也是治療的重要對
象，提供治療時，須同時考量如何減輕照顧者的負擔。

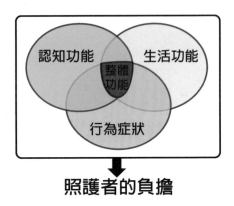

● 圖3-4-4　失智症的治療方向與目標

第五節　失智症的治療

　　此節有三個重點，第一是失智症的藥物治療、第二是失智症的非藥物治療、第三是如何處置最困擾照顧者的精神行為症狀。

3.5.1 失智症之全方位治療

　　治療失智症，希望能夠透過藥物與非藥物的治療，針對失智症病人以及其照顧者，儘早介入。因為過去研究指出，若能及早診斷、及早介入，可以延緩病情的發生，減緩病程中的退化。

　　非藥物的治療部分非常多元，而且效果也令人滿意。除了治療失智症病患，我們也希望透過在社區盡早篩檢，幫助照顧者認識家中長輩的表現是否可能為失智症，進而轉介門診與診斷，甚至能夠發現一些可逆性的病因，幫助長輩恢復健康。最後則是照顧者的支持服務（圖3-5-1）。

治療失智症

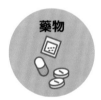
藥物
早期治療

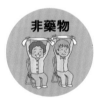
非藥物
運動、認知、懷舊等

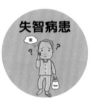
失智病患
篩檢，轉介失智門診早期診斷

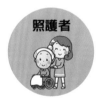
照護者
家屬支持服務

● 圖3-5-1　失智症之全方位治療

3.5.2 失智症之藥物治療

　　針對失智症的藥物治療，至目前為止，失智症藥物的研發遇到許多挫折，因為目前藥物只能延緩失智症病程，沒有辦法阻止或逆轉失智症退化性的病程進展。

雖然如此，也不需過度負面看待失智症治療，因為及早介入，與及早用藥，並且配合非藥物的治療，臨床上還是可見病人獲得穩定的控制，而且能夠兼顧生活品質與尊嚴。

針對退化性失智症的藥物，目前有兩大類。針對輕到中度的退化性失智症，可以使用**乙醯膽鹼酶的抑制劑**（Acetylcholinesterase inhibitors, AChEls），若失智症進展到中至重度的話，就會選擇使用 *N*-Methyl-D-aspartate（NMDA）受體之拮抗劑的治療。目前這兩類的藥物說明如下：

一、乙醯膽鹼酶的抑制劑（Acetylcholinesterase inhibitors）

在輕到中度的退化性失智症患者使用，這類藥物對於三到五成的病人有所療效，換言之，有一部分病人使用這類藥物，臨床上改善並不理想。所以，使用這一類藥物時，會定期追蹤病人認知功能的進展與變化，若使用藥物後病人病情沒有延緩，還是一直退步，需要考慮是否需要繼續使用藥物，以免藥物造成的副作用對病人造成額外負擔，因為當藥物對疾病治療沒有幫助，反而副作用造成負擔時，應該需要考慮是否停藥（圖3-5-2）。

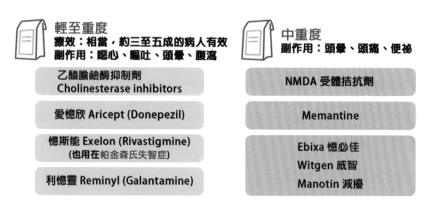

● 圖3-5-2　治療阿茲海默症之藥物

這類藥物的副作用許多與腸胃道有關，例如噁心、嘔吐、頭痛、腹瀉，都有可能發生。臨床上如果發生副作用時，應該向病人以及家屬衛

教，有些病人是在剛開始用藥時會產生不適，此時可以再耐心地觀察一下，看看之後副作用會不會消失。目前乙醯膽鹼酶的抑制劑，國內有愛憶欣（Aricept®）、憶思能（Exelon®）及利憶靈（Reminyl®）等藥物可供選擇使用，憶思能也有貼片劑型可供使用。

二、NMDA受體拮抗劑（NMDA receptor antagonist）

NMDA受體拮抗劑的治療屬於中重度失智症用藥，學名是 memantine，這一類藥物因廠商不同有許多不同的商品名稱，如憶必佳（Ebixa®）、威智或是減擾，威智有滴劑的劑型可以使用，方便加在食物裡面以便病人服用，NMDA受體拮抗劑的副作用有頭暈、頭痛，以及便秘，臨床上使用的時候，應提醒病人與家屬相關副作用。

3.5.3 失智症之藥物治療期待

雖然藥物治療可以幫忙延緩疾病進展，但是需要強調，對於用藥不應有過度不切實際的期待。因為目前藥物相關研究結果指出，僅能減緩病情的發展，所以使用藥物，並不會恢復個案所有認知功能，也就是無法進步到原本沒有生病時的狀況。但是也希望大家不要因此而感到氣餒，在失智症的治療上，即便積極使用藥物，同時也應該要利用與配合非藥物治療，才能夠更有效幫助個案，以及維護其尊嚴跟功能。對待失智症病人，除了用藥以外，照顧技巧以及友善的態度也都非常重要。

3.5.4 失智症之非藥物治療

非藥物治療方面，首先希望能夠改善病人的生活習慣，養成一個規律的生活作息，以及增加健康促進的行為。

預防失智症的發生，對照顧者也是非常重要的目標。使用非藥物治療的方式幫助失智症病人時，照顧者也可以透過非藥物的介入或處理，防治其自身失智症的發生。

有關失智症的精神行為症狀，目前仍以非藥物的治療為優先選擇，盡量不要過度依賴藥物，若實在相當困擾時需要藥物治療輔助時，應先從**低劑量的抗精神病藥物**，單一選擇地開始使用，而且隨時須要評估是否可以停藥。

研究指出非藥物的治療，可以改善病人與照顧者的生活品質，非藥物治療的目標有三個，就是維護病人的**認知功能**、**身體活動功能**，還有社交活動的功能，臨床上很鼓勵透過非藥物治療，讓照顧者們一起參與，因為同時能夠幫助他們增加照護溝通的技巧，也可以幫助他們防治失智症，維持未來的生活品質。

非藥物的治療在文獻上相當多元（圖3-5-3），以下列舉一些文獻所提出的方法，首先是居家環境的改善、再者是團體治療、行為治療、認知療法，音樂、懷舊、藝術跟芳香治療等，這些對失智症的情緒平穩很有幫助，失智症病人雖然其大腦罹患退化性的疾病，但是不應該因此而讓個案在人際互動，以及社會參與上面退出。因此，支持性的心理治療，與職能活動的安排，就有其重要性存在。

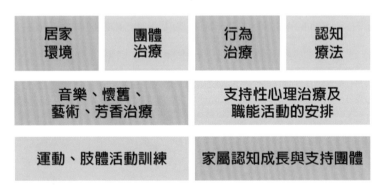

● 圖3-5-3　失智症之非藥物治療

失智症的病人在後期時，容易產生衰弱、下肢無力、跌倒的狀況，所以，需要有運動與肢體活動的訓練。透過訓練，讓個案能夠自由自在地活

動，比較不容易跌倒也不容易衰弱，也預防活動功能下降。

　　如前所述，在失智症的治療上面，除了病人本身以外，家屬也是治療的對象。透過家屬認知成長及支持團體，可以持續陪伴家屬，幫助他們更認識失智症，彼此能有情感的交流，在照護路途上不會感到過度孤單。當家屬的情緒獲得支持後，才能更友善地對待與照顧病人。

3.5.5 失智症之其他共病治療

　　在失智症分類時有提到「血管性失智症」，跟糖尿病、高血壓、高血脂等慢性病治療有關。然而，失智症因為病程很長，且通常比較高齡時才會發生失智症。舉例來說，若一個90幾歲的失智症病人，疾病已經進展到很後期，這時還要不要考慮再積極治療這些慢性病共病呢？有無必要積極地控制末期失智症病人的血糖、血壓，或血脂肪指數呢？這個議題需要臨床人員用心思考並與照顧者溝通。如果病人已經使用失智症用藥，同時又服用三高控制等等多重用藥，藥物之間交互作用可能造成困擾，還要擔心病人因為認知功能不好，忘記曾經吃過藥，或是吃錯了藥，造成其他如低血糖、低血壓等等問題。

　　因此，失智症病人的其他共病治療目標與計畫，需要照顧者、病人與醫師共同討論。而當失智症進展到末期時，老年醫學醫師可能會經過討論後，考量其他共病嚴重程度，個案整體活動與認知功能情況，將治療目標轉換為舒適照顧而非延命，而將其他共病治療計畫暫緩之。

3.5.6 失智症的行為精神症狀（Behavioral and Psychological Symptoms of Dementia, BPSD）

　　失智症的行為精神症狀（相關症狀可見圖3-4-1），是非常困擾照顧者的一個議題。行為精神症狀的表現對照顧者、身邊的人，還有醫療工作人員，雖然十分困擾，但失智症的病人並不一定認為這些表現有問題。

　　許多家屬都認為行為精神症狀的表現不屬於失智症的症狀之一，直覺失智症是記憶功能退化，當行為精神問題出現時，容易誤解為病人是針對照顧者，故意要搗亂才產生。然而行為精神症狀與失智症息息相關，由於這是照顧者最大的困擾之一，所以強調要認識**失智症的行為精神症狀**。

　　行為與精神症狀可以在失智症病程中，任何時期出現。為了要解決失智症行為精神症狀所伴隨的照護困擾，有時臨床上會使用抗精神藥物，使用抗精神藥物，是一種化學性約束，讓病人嗜睡無法活動。然而，無法活動時肌肉力量就會減退，若整天昏睡無法進食，營養也會不好。因此，若是無法正確認識失智症行為精神症狀的處理方式，對失智症病人在功能、營養、尊嚴等面向，都會受到相當大的影響。

3.5.7 失智症的行為精神症狀之治療

　　至於如何處理行為與精神症狀呢？若是失智症初期，病人本身可能感受到認知功能退化之異常，所以可能同時產生憂鬱情緒。至於是否使用抗憂鬱藥物進行治療，其需要跟個案與家屬一起討論，需考量抗憂鬱藥物的療效與副作用，治療前與治療過程中，都應該與病人以及家屬共同討論。

　　由於生活安排與社會參與，以及正念還有運動等等，都有助於情緒的改善，所以失智症病人的憂鬱情緒，治療上需要整體評估各種治療方式的利與弊，而不是直接考慮使用藥物。

　　非藥物的治療很多元（圖3-5-4），舉例來說，鼓勵白天多曬太陽，就算在家裡，把窗簾拉開，坐在有陽光的房間裡，對病人的行為精神症狀都有幫助。

　　規律的生活安排也十分重要，安排固定作息，早上幾點起床，固定做什麼事情，中午需不需要小睡一下，下午安排一些活動，晚上定時就寢，把行程安排適當，也有益於緩解行為精神症狀。

多與失智症病人進行溝通，語言交流對大腦是很好的刺激，但是溝通過程應保持友善態度，面帶微笑，以關懷方式進行互動。鼓勵運動與活動，身體在活動時，也同時刺激大腦。

失智症病人需要身體接觸，透過身體的接觸，如擁抱、握手，還有按摩等等，會讓病人感覺安心與被愛，情緒上較不容易煩躁，所以可以透過精油、按摩等方式，自然的進行身體接觸。

寵物治療、音樂治療與芳香療法，是失智症本身非藥物的治療，對行為與精神症狀，也很有幫助。

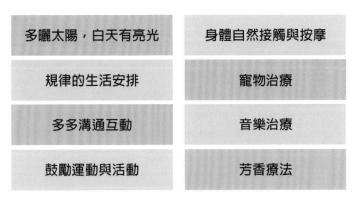

● 圖3-5-4　失智症的行為精神症狀之非藥物治療

3.5.8 總結

試想若平日我們所愛的人或家人，曾經擁有許多共同的美好回憶，但生病後，有一天他們將會不認得我們，甚至會出現讓我們很困擾，甚至覺得丟臉的行為時，我們要怎麼樣去調整心情？

想要提醒大家，失智症是一個疾病，目前醫學對於失智症尚無理想的藥物治療方式。若身邊有親友，是身為失智症病人的照顧者，應該要多給予同理，因為漫長的照顧過程非常辛苦，需要與照顧者分享有關藥物跟非藥物治療正確的知識，並鼓勵照顧者尋求照護資源，進一步了解失智症，並用愛心以及友善的態度，來陪伴失智症的病人還有其家庭！

參考文獻

1. Abdelhafiz, A. H., Rodríguez-Mañas, L., Morley, J. E., & Sinclair, A. J. (2015). Hypoglycemia in Older People - A Less Well Recognized Risk Factor for Frailty. *Aging and Disease, 6*(2), 156-167.

2. American Diabetes Association (2021). Classification and Diagnosis of Diabetes: Standards of Medical Care in Diabetes-2021. *Diabetes Care, 44*(Suppl 1), 15-33.

3. Huang, L. K., Chiu, P. Y., Yeh, Y. C., Chang, Y. T., Jhang, K. M., Chen, C. S., Chao, S.P., Lin, C. P., Chang, W. H., Hong, W. P., Huang, M. F., Lu, C. H., Lee, Y. T., Hung, C. H., Liu, C.K., Lin, W., Chang, C.C., Hu, C. J., Pai, M. C. (2021). Taiwan Dementia Treatment Guideline. *International Journal of Gerontology, 15*(4), 292-300.

4. Li, Y. H., Ueng, K. C., Jeng, J. S., Charng, M. J., Lin, T. H., Chien, K. L., Wang, C. Y., Chao, T. H., Liu, P. Y., Su, C. H., Chien, S. C., Liou, C. W., Tang, S. C., Lee, C. C., Yu, T. Y., Chen, J. W., Wu, C. C., Yeh, H. I., & Writing Group of 2017 Taiwan Lipid Guidelines for High Risk Patients (2017). 2017 Taiwan Lipid Guidelines for High Risk Patients. *Journal of the Formosan Medical Association, 116*(4), 217-248.

5. McKeith, I., & Cummings, J. (2005). Behavioural Changes and Psychological Symptoms in Dementia Disorders. *The Lancet. Neurology, 4*(11), 735-742.

6. ahin Cankurtaran E. (2014). Management of Behavioral and Psychological Symptoms of Dementia. *Noro Psikiyatri Arsivi, 51*(4), 303-312.

7. Stratton, I. M., Adler, A. I., Neil, H. A., Matthews, D. R., Manley, S. E., Cull, C. A., Hadden, D., Turner, R. C., & Holman, R. R. (2000).

Association of Glycaemia with Macrovascular and Microvascular Complications of Type 2 Diabetes (UKPDS 35): Prospective Observational Study. *BMJ (Clinical Research ed.), 321*(7258), 405-412.

8. Yang, W., Lu, J., Weng, J., Jia, W., Ji, L., Xiao, J., Shan, Z., Liu, J., Tian, H., Ji, Q., Zhu, D., Ge, J., Lin, L., Chen, L., Guo, X., Zhao, Z., Li, Q., Zhou, Z., Shan, G., He, J., China National Diabetes and Metabolic Disorders Study Group (2010). Prevalence of Diabetes among Men and Women in China. *The New England Journal of Medicine, 362*(12), 1090-1101.

9. 2017年台灣高風險病人血脂異常臨床治療指引。中華民國血脂及動脈硬化學會。取自https://www.tas.org.tw/

10. 邱銘章、梁繼權、歐陽文貞、王培寧、陳慶餘、白明奇（2017）。**失智症診療手冊**。行政院衛生福利部醫事司。

11. 丁予安、何橈通、宋育民、李寧遠、胡漢華、祝年豐、常敏之、許惠恆、章樂綺、陸仁安、郭婕、彭巧珍、潘文涵（2003）。**高血脂防治手冊──國人血脂異常診療及預防指引**（修訂版）。行政院衛生福利部國民健康署。

12. 李美璇、潘文涵、李世代（2004）。老人血脂異常之現況。**台灣地區老人營養健康狀況調查**1999-2000。行政院衛生福利部國民健康署。

第四章
高齡者慢性腎臟病的用藥原則

孫健耀醫師
國立成功大學醫學附設醫院高齡醫學部主治醫師
國立成功大學醫學院醫學系臨床助理教授

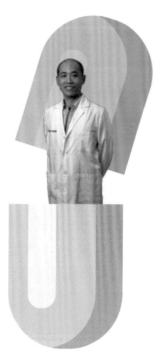

 課程影片

1. 掃瞄QR Code
2. 進入國立成功大學線上學習平台
   https://www.nlearning.ncku.edu.tw/nlearning/
3. 登入／註冊（未註冊者請先註冊加入會員）
4. 首頁→醫療→高齡長者用藥與飲食保健自我照
   顧課程→第四週：高齡慢性腎臟病的用藥原則

第一節　老化與腎臟

本節主題是高齡者腎臟安全以及用藥安全。

4.1.1 腎臟結構與腎功能指標簡介

一般來說，人體有兩個腎臟，位在第12節胸椎、第3節腰椎之間，重量約為150公克左右，在人體負責廣泛的生理功能，包括：調控血液酸鹼值、排除廢物（尿素、肌酸酐、藥物的代謝產物等），同時兼具內分泌功能（例如：使體內生理性維他命D活化、製造腎素與紅血球生成素等）。

每一顆腎臟由大約一百萬個腎元組成，構成腎元的結構包括有：腎絲球（一團纏繞成球狀的微血管）、鮑氏囊（功能為過濾血液）、腎小管（負責加工處理由鮑氏囊所過濾出的濾液為尿液，進而排出人體外）。上述結構任一環節如果有問題，就會影響腎臟功能。常見的腎臟功能指標，包括：腎絲球過濾率、血尿、蛋白尿等；其中，腎絲球過濾率代表的是在單位時間內，整體腎絲球過濾體液的速度（單位：毫升數/每分鐘）。

4.1.2 老化對腎臟的影響

在高齡者的腎臟，可能發生的改變如下：

一、腎絲球發生生理性與病態性的變化，前者包括腎絲球體積的減少、腎絲球血管硬化與腎絲球周圍間質組織的纖維化，以腎絲球濾過率而言，大約在30到40歲間開始以0.4到1.0（毫升/分鐘）的斜率逐年下降；後者則大多源來自於伴隨疾病的影響，舉例而言，在同時有高血壓、糖尿病、或因急性病症影響腎臟灌流、急性腎損傷等病史的老年人身上，腎絲球濾過率有可能會以較生理性變化更快的速度下降（圖4-1-1）。

二、高齡者由於其腎小管對於鈉離子的再吸收能力下降，因此老年人尿液

排除鈉的排泄分率會增加，另外濃縮尿液能力下降，使得高齡者比一般年輕人容易出現低血壓、高血鈉、夜尿等情形，但是面對高鹽飲食時，高齡者不容易將多餘的鈉離子排除，因此可能出現體液蓄積與水腫的情形。

三、高齡者的腎臟其合成紅血球生成素的反應能力較差，容易出現貧血；轉化維他命D為活性型態的能力亦下降，造成體內活性維他命D濃度不足，因此高齡腎臟病患者容易發生骨折（圖4-1-2）。

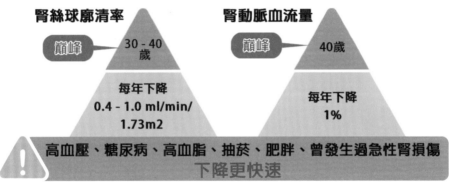

● 圖4-1-1　老化對腎絲球功能的影響

● 圖4-1-2　老化對腎小管功能的影響

4.1.3 高齡者慢性腎臟病:診斷分期與流行病學

一般在診斷慢性腎臟病時,是以持續三個月以上的腎臟結構或功能異常為診斷依據。第1期代表腎功能正常(estimated Glomerular Filtration Rate, eGFR: $\geq 90\text{ml/min}/1.73\text{m}^2$),但有腎臟實質傷害(如:白蛋白尿排泄率$\geq 30\text{mg/g}$、腎小管功能異常等);第2期為輕度慢性腎功能障礙(eGFR: $60\text{-}89\text{ml/min}/1.73\text{m}^2$);第3期為中度慢性腎功能障礙(eGFR: $30\text{-}59\text{ml/min}/1.73\text{m}^2$);第4期為重度慢性腎衰竭(eGFR: $15\text{-}29\text{ml/min}/1.73\text{m}^2$);而第5期則為末期腎臟病變(eGFR: $< 15\text{ml/min}/1.73\text{m}^2$)。過去在台灣研究(Hwang et al., 2008)指出65歲以上人口有近四成比例患有慢性腎臟病,相較於歐、美的調查結果(70歲以上的成年人大約有四分之一至五分之一的慢性腎臟病盛行率)(Chudek et al., 2014; Coresh et al., 2007),似乎有偏高情形,不過要注意的是隨著全世界人口老化,各個國家的慢性腎臟病盛行率,都有可能隨著時間而增加,此外不同國家間,在老年慢性腎臟病的年齡切點、與慢性腎臟病的定義上稍微有出入,均可能造成數值的落差。

4.1.4 高齡者慢性腎臟病:診斷考量

在高齡族群解讀腎絲球過濾率時,須注意有不同的考量:

一、首先高齡者可能有體組成改變,包括骨骼肌質量下降、肌少症,可能會造成高齡者的肌酸酐濃度下降,因而可能高估腎功能。

二、腎絲球過濾率隨著正常老化的過程有部分功能減退的情形,若以單一腎絲球過濾率為標準診斷,則所有高齡者的慢性腎臟病,可能會有過度診斷的疑慮。

三、目前估計腎絲球過濾率的公式包括:Cockcroft-Gault equation (CG)、Modification of diet in renal disease equation (MDRD)、Epidemiology

Collaboration (EPI) 等公式，相較於真實腎功能，有可能有部分低估的情形，在高齡者的適用性尚待更嚴謹的研究證實。

四、相較於年輕人而言，高齡慢性腎臟病人，常在進展為末期腎臟病、接受透析之前，就因為其他競爭風險而死亡。

截至目前，慢性腎臟病的定義與診斷標準，在高齡者是否應較年輕族群有所不同，學界仍未有定論。

4.1.5 高齡者慢性腎臟病：危險因子、併發症

台灣本土調查研究指出，高齡者罹患慢性腎臟病的危險因子，包括：糖尿病、服用止痛藥、高尿酸血症等（Lin et al., 2013）。儘管高齡病人罹患慢性腎臟病未必有明顯的症狀表現，但隨著高齡慢性腎臟病人的腎功能惡化，須留意發生貧血、酸血症、副甲狀腺機能亢進、高血磷症等併發症的風險增加，以及較高的心血管疾病死亡率。此外，高齡慢性腎病族群隨著年紀增加、餘命長度減短，其死亡的風險可能會大於進入透析的機率；也常見因為活動功能減退，使基本生活功能下降、影響生活品質（圖4-1-3）。

髖骨骨折機率上升	酸血症機率上升
易貧血	副甲狀腺機能亢進
高血磷症機率上升	

| 平均餘命短 |
| 生活空間活動能力下降 |
| 工具性日常生活活動能力下降 |

● 圖4-1-3　高齡者慢性腎臟病：併發症

第二節 高齡者常見腎臟疾病

4.2.1 高齡慢性腎臟病：常見老年病症候群

除了前述的併發症以外，老年慢性腎臟病人也是發生老年病症候群的高風險族群，包括：譫妄、憂鬱、失智、跌倒、肌少症等，如能早期發現、偵測誘發因子、給予適當處置則可改善老年腎臟病人的功能、避免不良預後（國家衛生研究院，2015）。

一、**譫妄**：臨床上，譫妄常以急性、波動型（時好時壞）、合併意識狀態變化的病程為表現，伴隨無法集中注意力、以及無組織性的思考。其危險因子包括：年紀大、過去認知功能較差、急性問題尚未得到控制、慢性疾病控制不佳、感官功能（視力、聽力）障礙、生活環境改變等。

　　高齡腎臟病患者如有發生譫妄的表現，需考慮可能為尿毒素清除不佳、貧血、高血鈣、酸鹼中毒、多重藥物使用、血管疾病進展影響腦部灌流等原因造成。

二、**憂鬱**：憂鬱的主要症狀包括：核心症狀有二（情緒低落、缺乏興趣），其他則可能尚合併有動作遲緩、無法集中注意力、改變睡眠習慣、食慾顯著變化、疲倦感、自責想法，以及自殺傾向等，共計九個症狀。

　　其危險因子包括：過去有憂鬱病史、生活功能依賴、疾病控制不佳，還有遭遇重大事件（例如：至親離世）等。在高齡腎臟病患者如有近期新發生的憂鬱症狀，須留意患者是否合併有認知障礙，可能的誘發因子有貧血、血糖控制不佳、副甲狀腺機能亢進、鋁離子中毒等。

三、**跌倒**：跌倒事件是指在排除外力因素、意識喪失、中風、癲癇發作等前提下，非自主性地掉落到地面或者更低的位置。

　　其危險因子包括：近一年有跌倒病史、無法維持平衡、感官障礙、步態不穩，或者姿勢性低血壓，在高齡腎病患者如有發生跌倒事件，須

留意因活動量低、蛋白質熱量耗損（Protein-energy wasting, PEW）、尿毒素累積等因素造成肌少症（骨骼肌質量減退、肌肉力量低、體能表現較差）。

4.2.2 高齡慢性腎臟病：飲食建議與合併症治療考量

依據多個隨機分派試驗研究（共29篇，其中3篇在亞洲執行，低蛋白飲食：1,784人，控制組：1,782人）的統合分析結果顯示，低蛋白飲食（每日、每公斤減少攝取蛋白質0.1克）可以減緩腎功能的惡化速度（eGFR: +0.14ml/min/1.73m^2）、進展為末期腎病接受透析治療，因此在臨床上慢性腎臟病的病人，常需要接受治療性的低蛋白飲食，但需留意營養不良的風險，由於嚴格的飲食限制（蛋白質、磷、鉀）可能會連帶使攝取熱量不足，在衰弱的高齡腎臟病人可能會使得肌肉蛋白分解速度增加、惡化其肌少症。

事實上，台灣本土的實證研究發現（Huang et al., 2008），高齡慢性腎臟病人大多攝取的熱量相對不足（-207.3-227.8kcal/day），但是蛋白質攝取量較建議量為高（+12.2g/day），因此可能同時有營養不良、腎功能惡化速度較快（eGFR：下降3.5-4.4mL/min/1.73m^2）的風險。在高齡慢性腎臟病人採取限制蛋白飲食，應由營養師提供結構化的營養介入，密切追蹤多面向的營養狀況。

此外，在高齡慢性腎臟病人諸多常見的合併症治療考量，舉例如下：

一、**高血壓**：根據國際腎臟醫學組織（The Kidney Disease: Improving Global Outcomes, KDIGO）在2021年發布的臨床指引，成年的慢性腎臟病人，收縮壓控制目標應在120毫米汞柱以下，長期心血管事件與死亡風險較低，須注意並無顯著減少腎功能衰退的益處。但是在年齡極長的高齡者（＞90歲），以及嚴重慢性腎臟病（第四與第五期）的病人，則未有定論。

大型回溯性研究則指出，在平均年齡為73.8歲的慢性腎臟病（平均腎絲球過濾率：50.4mL/min/1.73m^2）病人如果血壓控制低於130/80 mmHg，經過約六年的追蹤期間發現，可能有較高的長期死亡率（Kovesdy et al., 2013）。也因此，在高齡嚴重慢性腎臟病人，高血壓的控制目標仍未有定論，目前認為應與青壯年族群有所區隔、宜個別調整合適的治療目標。

在高血壓的藥物治療部分，高齡腎臟病患者經過評估後（排除：感染症、體液狀態變動，或雙側腎動脈狹窄），仍可使用血管收縮素阻斷劑、血管收縮素轉化酶抑制劑，可能有控制血壓、腎臟與其他重要器官的保護效果。針對28,497名大於65歲且合併高血壓的嚴重慢性腎臟病患者（肌酸酐＞6mg/dL，血比容＞28%），使用血管收縮素的阻斷劑，或血管收縮素轉化酶的抑制劑，追蹤中位數期間達7個月後，發現這兩類藥物均可有效減少進展到末期腎臟病，並改善存活率的風險（Hsu et al., 2014）。

若臨床考量可能有腎功能惡化與高血鉀的風險，亦可考慮使用鈣離子阻斷劑、利尿劑為替代的藥物選擇。

二、**高血糖**：在高齡腎臟病人，儘管控制糖化血色素可以減緩糖尿病腎病變的惡化，但亦須小心低血糖的風險，甚至因此發生跌倒與其他嚴重併發症。

高齡、腎功能異常、過度嚴格的糖化血色素控制目標（小於6%），都是發生低血糖的風險因子，依據近年的隨機分派試驗研究（American Diabetes Association, 2013），針對年紀大、慢性共病複雜度比較高的糖尿病次族群病人，研究發現控制糖化血色素介於7.0-8.4%的組別，相較於糖化血色素在7%以下的病人族群，在存活率、心血管疾病死亡率、以及腎功能惡化需透析的發生率都沒有顯著差異。因此，目前認為當病人預期餘命短、慢性疾病複雜度高，且有較

高的低血糖風險時，糖化血色素的控制可以有彈性的調整空間，隨著近年新型降糖藥的發展與廣泛應用，對於慢性腎臟病人（eGFR 30-59ml/min/1.73m^2）無論使用鈉依賴型葡萄糖共同運輸蛋白抑制劑（Sodium-dependent Glucose Cotransporters-2 Inhibitor, SGLT2i）、或升糖素類似胜肽受體激動劑（Glucagon-like Peptide-1 Receptor Agonist, GLP1-RA），依據13個隨機分派試驗研究（共32,949人，SGLT2i：20,106人，GLP1-RA：12,843人；HbA1C6.5-12%）的統合分析結果顯示，在經過1.3至5.4年的試驗追蹤期間後，二者均可以有效減少重大心臟血管事件（包含：心血管死亡、心肌梗塞、缺血性腦中風，以下簡稱3P-MACE）的發生（前者：RR0.85，95%CI0.75-0.96，後者：RR0.91，95%CI0.80-1.04）；此外，SGLT2i相較於GLP1-RA而言，更能有效地延緩腎功能惡化（腎臟病相關指標：包括eGFR減少30%、40%、50%、肌酸酐雙倍上升、末期腎病接受透析、腎因性相關死亡），其風險下降達32%（RR0.68，95%CI0.59-0.78）；進一步以網絡統合分析（network meta-analysis）確認兩者在腎臟併發症的療效差異，前者顯著優於後者（RR0.79，95%CI0.63-0.99）（Yamada et al., 2021）。

此外，在另一項針對高齡病人接受SGLT2i與GLP1-RA等新型降糖藥物的統合分析研究，總共納入11篇隨機分派試驗，合計93,502位病人，其中近半數受試者年紀超過65歲（平均年紀：介於59.9-62.2歲），接受治療期間1.3至5.4年，長期追蹤發現高齡者和整體族群的益處相似，包括：GLP1-RA在大於65歲病人可以顯著減少3P-MACE的綜合預後（HR 0.86，95%CI0.80-0.92），其中個別的試驗終點，心血管死亡（HR：0.81）、心肌梗塞（HR：0.86）、缺血性腦中風（HR：0.82），亦均顯著減少。

在年紀超過65歲病人使用SGLT2i，可顯著使發生心衰竭住院風險下

降近四成（34.49%），相較於小於65歲的病人則保護效果較不明顯（interaction p: 0.06）；此外，使用SGLT2i在老年、年輕族群均可減少腎功能惡化的發生（＞65歲：風險下降43%，＜65歲：風險下降38%）（Karagiannis et al., 2021）。

儘管目前尚無針對高齡慢性腎臟病族群的隨機分派研究，由上述的真實世界數據分析結果，可以合理推測，應用此二類新型降糖藥物在此族群仍有一定益處。

三、**腎性骨病變**：在一般慢性腎臟病患者常見低血鈣、高血磷症、副甲狀腺功能亢進、與相關的血管鈣化、心血管疾病風險增加（例如：冠狀動脈的罹病死亡率，心肌梗塞、心衰竭的發生率）。

上述與慢性腎臟病相關的礦物性骨病變，隨著高齡病人的年紀增加、骨質疏鬆盛行率提升，會使得跌倒、骨折與其他長期併發症風險增加、甚至死亡率亦上升。針對高齡腎臟病人的腎性骨病變，目前建議的控制範圍包括：校正後血清鈣在8.4-9.5mg/dl左右，鈣磷乘積的數字建議小於55mg/dl，血清磷在2.7-4.6mg/dl，隨著不同的慢性腎臟病層級，亦有不同的副甲狀腺素的濃度控制目標（CKD stage 3: 35-70，stage 4: 70-110，stage 5或透析治療：150-300，單位：pg/ml）（國家衛生研究院，2015）。

4.2.3 高齡慢性腎臟病照護：結語

高齡慢性腎臟病患者，常有許多並存的疾病和失能狀況，需要跨專業領域團隊（包括：腎臟科、老年專科醫師、護理師、社工師、營養師、藥師等）合作，共同擬定可執行的處置計畫、依據臨床病患情境與治療成效做出修正策略，期可改善高齡腎臟病人的醫療可近性、安全性，減少併發症、醫療資源耗用與醫療支出。

第三節　高齡者尿失禁的用藥原則

本節主題是高齡者尿失禁的用藥原則，以下從尿失禁的定義開始介紹。

4.3.1 高齡社會的現實

在台灣，65歲以上老年人口於1993年、2018年分別已經超過7%與14%，達到高齡化社會與高齡社會的門檻，預計在2026年老年人口會超過五分之一，正式進入超高齡社會。也由於人口組成的快速老化，影響層面包括照顧負擔的增加，具體的說，「扶老比」（定義：每一百位15至64歲之間的人口所要撫養的65歲以上老年人口）已由1960年代的4.8，上升到2021年時的23.8，預計將在2040年會上升到50.5，社會人口年齡結構的相對比例改變，預期影響層面甚廣。

4.3.2 高齡者的尿失禁：定義、流行病學

尿失禁的定義是由於不自主的漏尿，量足以被察覺、造成病人的困擾。常見的表現包括夜尿、尿急感，很頻繁想要上廁所的感覺，也可能會合併有解尿疼痛、血尿或尿滯留等臨床症狀。尿失禁在老年人口是常見的問題，其發生率會隨著年齡老化、認知功能的衰退而增加，需要注意的是，儘管尿失禁的盛行率隨著年齡老化而增加，但是正常老化的過程卻未必會發生尿失禁。根據跨國流行病學調查發現，以不同性別而言，不分類型的尿失禁在女性（68%）的盛行率大於男性（46%）（Coyne et al., 2012），另外護理機構住民的尿失禁盛行率亦顯著大於社區長者（Shamliyan, Wyman, Ping, Wilt, & Kane, 2009），可能會嚴重影響老年人的睡眠、社交活動、與生活品質，但多數的尿失禁高齡病人並未尋求醫療介入，甚至可能因此增加跌倒、以及其他長期不良預後事件的風險。

4.3.3 排尿的正常運作

正常的排尿過程，需要包括副交感神經、交感神經與體神經的相互協調運作。

正常解尿機制有四個要件：第一個是良好的膀胱與尿道控制功能，第二個是足夠的認知，第三個是身體的移動能力，以及第四個是適當的解尿環境。

在解尿前的儲尿期，會抑制副交感神經（parasympathetic nerve）活性、使得逼尿肌放鬆、同時透過交感神經（sympathetic nerve）使括約肌緊縮、且關閉膀胱頸，同時搭配由體神經（somatic nerve）支配使骨盆橫紋肌收縮，以避免漏尿。

相對地說，在身體移動到合適的解尿環境、且接收到大腦訊號準備要啟動解尿時，會透過乙醯膽鹼的刺激、增強副交感神經活性，造成逼尿肌收縮，這個動作如果出現問題，就會造成解尿解不乾淨，進而導致尿滯留（圖4-3-1）。

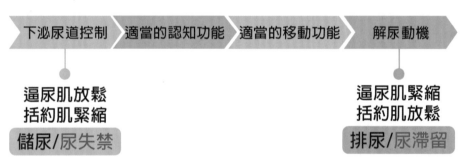

● 圖4-3-1　儲尿與排尿的正常運作

4.3.4 高齡者失禁：老化影響、致病原因

老化過程造成下泌尿系統（膀胱與尿道）在結構和功能上的改變，包括：膀胱容納量減少、尿道的閉合壓力下降、以及高齡者由於抗利尿激素功能表現異常有夜間解尿的情形，都會增加老年尿失禁的發生率。此

外，高齡者也可能因退化性關節炎、肌少症等造成下肢移動功能不佳、導致功能障礙，進而影響解尿行為。

高齡者常常有其他伴隨慢性疾病（例如：糖尿病控制不佳造成滲透性利尿；心衰竭、腦積水、腦中風等系統性疾病也可能合併有尿失禁表現），臨床上也常見病人因為疾病接受藥物治療，所造成的尿失禁副作用（圖4-3-2），例如：心衰竭患者接受利尿劑、或是血管張力素轉化酵素抑制劑的治療，前者的利尿效果可能也會造成頻尿和尿失禁情形，後者常見咳嗽的副作用也可能使其應力尿失禁加劇；其他可能會造成解尿相關副作用的藥物包括抗乙醯膽鹼類藥物，因其藥物成分具阻斷乙醯膽鹼作用，影響逼尿肌使無法收縮、造成尿滯留，含有抗乙醯膽鹼成分的藥物，包括：抗組織胺、抗精神疾病、抗憂鬱、鎮靜安眠或部分止痛藥物等，另外部分抗精神藥物裡有鋰鹽成分，也會影響到尿液的濃縮能力、使得尿量增加而造成尿失禁。

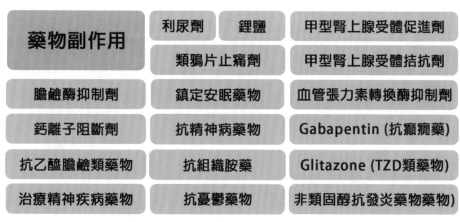

● 圖4-3-2 常見導致高齡者尿失禁的藥物

4.3.5 高齡者尿失禁：分類

高齡者尿失禁依據病理機制分成四種類型，第一種是膀胱頸的括約肌

無法緊縮、或是骨盆腔肌肉無法協同控制，造成漏尿的應力性失禁，第二種是逼尿肌過度收縮，沒有辦法放鬆，造成急迫尿失禁，第三種是由於尿滯留造成膀胱過度膨脹而漏尿，稱為溢流型尿失禁，第四種是患者的膀胱與尿道解尿功能可正常運作，但由於不適當的外界環境、身體認知或活動能力下降，所造成的功能性尿失禁。要注意的是，高齡者常常不是單屬於某一種特定類型，而是合併有兩種以上的尿失禁表現（例如：同時有應力性、與急迫尿失禁），此時便稱為混合型尿失禁。

一、應力性尿失禁

較常發生在女性，常見原因是骨盆底括約肌的功能異常，以及尿道外的括約肌無法收縮造成，臨床症狀可能表現為咳嗽、打噴嚏、活動等增加腹腔內壓力的情境下造成漏尿；另外在部分高齡男性病人，也有可能因為攝護腺肥大、攝護腺腫瘤，接受尿道前列腺等部位的切除手術、骨盆腔手術，可能因為手術過程、或多或少會造成骨盆底的肌肉損傷及功能異常，因而發生的應力性尿失禁。

二、急迫性尿失禁

隨著年紀增長，尤其在高齡女性病人，急迫性尿失禁的盛行率相當高，臨床表現為當膀胱有漲尿感覺時，卻無法自主忍住、而有漏尿的情形，常見原因有兩大類：第一大類是泌尿道的結構異常，例如結石、腫瘤等，第二大類是神經系統異常，例如帕金森氏症、脊椎損傷等。

三、溢流性尿失禁

主要是由於尿滯留在膀胱裡形成額外壓力，膀胱過度膨脹後漏尿，這種尿失禁的漏尿量相較於急迫性尿失禁而言，可能會比較少，常見原因有兩大類：第一類是結構性阻塞，例如攝護腺腫瘤或過度肥大等，第二類則是神經性阻塞，例如糖尿病合併神經病變、脊椎損傷病史。

四、功能性尿失禁

此類型病人的膀胱和尿道的解尿功能尚屬正常，但由於無法適切表達解尿需求、行動力無法支持其適當地的移動到廁所完成解尿過程，因而發生的功能性尿失禁，常出現在合併有急性病程、失智、衰弱或多重慢性疾病的高齡者身上，進而可能會惡化身體功能、認知程度、情緒低落（圖4-3-3）。

症狀　不適當的外在環境、嚴重的身體功能與認知功能障礙，而無法及時到達適當的地點如廁，通常膀胱與尿道功能正常。

多重原因或共病

● 圖4-3-3　功能性尿失禁的特徵

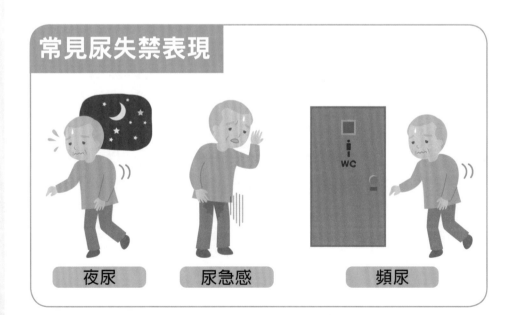

常見尿失禁表現

夜尿　　尿急感　　頻尿

第四節　高齡者泌尿問題的用藥原則

4.4.1 高齡者尿失禁：評估

　　高齡者發生尿失禁的危險因子（王志仁、陳亮宇、彭莉甯，2016），包括：年齡、糖尿病、衰弱症、生產次數、腹腔與骨盆腔手術史等，造成骨盆底肌肉群的功能異常、無法協調運作，因而產生尿失禁的臨床表現。針對高齡者尿失禁的評估項目，包括：病史、理學檢查、排尿日誌與實驗室檢查（圖4-4-1）。

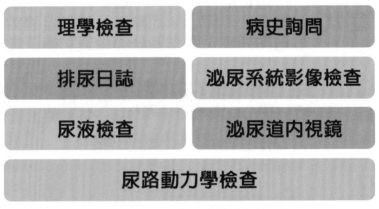

● 圖4-4-1　高齡者尿失禁的評估工具

一、**病史詢問**：臨床症狀是否合併有血尿、解尿疼痛的情形、過去使用的藥物清單、尿液排除是否過多或減少、移動困難、是否有便秘、解便失禁等情形、慢性病史（包括：糖尿病、腹部手術、骨盆腔手術、子宮脫垂等）、或是反覆發生的泌尿道感染。亦可指導病人或照顧者做排尿紀錄，又稱為排尿日誌，紀錄要點包括：整日每次的飲水、排尿量及其時間點，注意尚須包括夜間起床飲水、解尿情形，解尿完是否有餘尿感、或尿失禁事件。

二、**理學檢查**：由醫療人員評估患者的認知能力，判斷病人是否有急性病症所引發的譫妄、影響其下肢移動能力、執行簡易神經學檢查，確認病人是否有合併的肢體偏癱、顏面動作障礙、病態性顫抖等神經疾病

後遺症，或以肛門指診初步排除攝護腺硬塊、直腸腫瘤等下泌尿道鄰近結構異常。

三、**實驗室檢查**：可以由尿液的檢查輔助判斷是否有泌尿道感染、血尿、不正常尿糖排出等可能與尿失禁相關的初步診斷，後續再由醫師決定是否安排進一步的泌尿系統影像檢查、或尿路動力學等檢查項目。

4.4.2 高齡者尿失禁：治療

針對高齡者的尿失禁，治療大原則為：非藥物治療優先於藥物治療。

一、**非藥物治療**：

1. 針對失能、或有部分認知缺陷的高齡者，可在照顧者的輔助下執行行為治療，提示排尿需求，訓練自發性如廁。

2. 透過排尿日誌（包括：飲水、日間解尿、尿失禁、夜尿等時間點），重新檢視解尿習慣，設計適合患者的排尿時間表，協助病患盡量在固定時間解尿。

3. 進行骨盆底肌群運動訓練（pelvic floor exercise），搭配泌尿科醫師所安排的電刺激以及即時生理回饋，達到比較精準的骨盆底肌肉訓練效果，或透過職能與物理治療訓練如廁行為（圖4-4-2）。

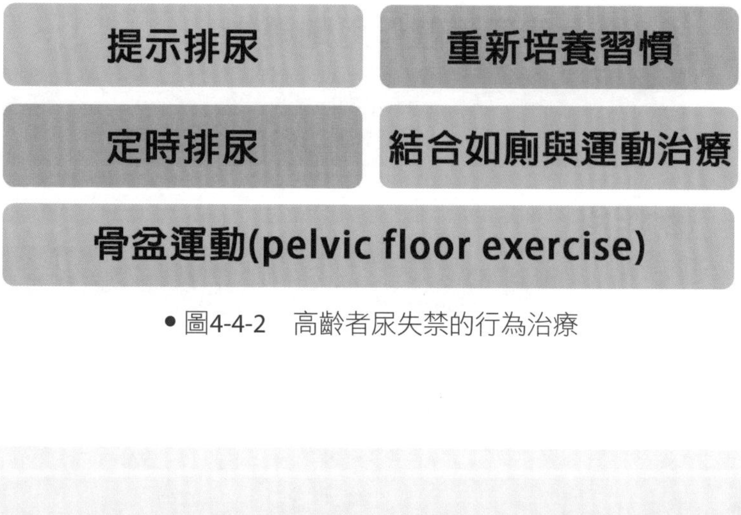

提示排尿	重新培養習慣
定時排尿	結合如廁與運動治療
骨盆運動(pelvic floor exercise)	

● 圖4-4-2　高齡者尿失禁的行為治療

二、藥物治療：

1. 急迫性尿失禁：

可以考慮用抗乙醯膽鹼藥物（例如：Oxybutynin、Tolterodine、Solifenacin等同類型成分藥物）（圖4-4-3），使用此類藥物時，需留意可能發生的副作用，由於抗膽鹼效果所導致的口乾、視力模糊、尿液滯留、便秘、甚至可能合併有認知功能減退，上述副作用可能會惡化高齡者的口腔清潔、吞嚥障礙，更甚者可能會增加譫妄、跌倒風險，目前亦有不同機轉的腎上腺接受器（β3）加強劑（例如：Mirabegron），在不增加殘留尿量、避免抗膽鹼副作用的前提下，可使逼尿肌放鬆、增加膀胱儲納能力，改善膀胱過動的尿失禁症狀（圖4-4-4）。

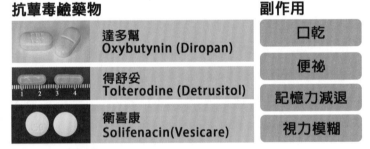

● 圖4-4-3　急迫性尿失禁的抗乙醯膽鹼（anti-cholinergic）藥物治療

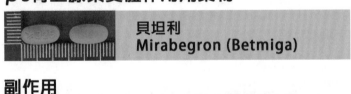

● 圖4-4-4　急迫性尿失禁的新型藥物治療

2. **溢流型尿失禁：**

   可考慮以甲型腎上腺受體拮抗劑治療（例如：Terazocin、Doxazosin與Silodosin），此類藥物的作用為抑制攝護腺平滑肌群收縮，使膀胱頸括張，但須留意其常見副作用為眩暈感、姿態性低血壓，甚至可能增加高齡者的跌倒事件。

3. **應力性尿失禁：**

   由於此類型的尿失禁多為骨盆底肌肉協調障礙造成，藥物治療效果通常有限，亦可考慮骨盆底肌群運動復健、或是外科手術治療。

4.4.3 高齡者病患與尿失禁：結語

尿失禁是常見的老年症候群表現，面對尿失禁的高齡者，可考慮先由病史詢問、理學檢查區分尿失禁的類型，再透過尿液的分析檢查、排尿日誌、殘餘尿量檢測，建議後續的治療與介入方式。非藥物治療的介入方式應優先於藥物治療，前者包括：減少可能會造成尿失禁的不當藥物使用、控制高血糖、行為治療、加強骨盆底運動等，亦可由醫療專業評估進一步檢查項目（例如：影像學檢查、膀胱內視鏡、尿路動力學檢測等）、以及藥物開立與手術治療。透過對於尿失禁危險因子的認識、早期評估、即時介入，減少後續的併發症及失能，提升高齡尿失禁病人的生產力及生活品質（圖4-4-5）。

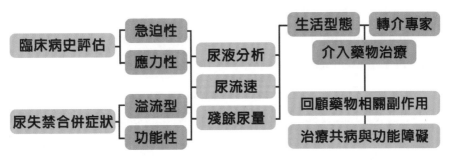

● 圖4-4-5　高齡者主訴尿失禁的處理流程

參考文獻

1. American Diabetes Association (2013). Standards of Medical Care in Diabetes--2013. *Diabetes Care, 36 Suppl 1*(Suppl 1), 11-66.

2. Cheung, A. K., Chang, T. I., Cushman, W. C., Furth, S. L., Hou, F. F., Ix, J. H., Knoll, G. A., Muntner, P., Pecoits-Filho, R., Sarnak, M. J., Tobe, S. W., Tomson, C., Lytvyn, L., Craig, J. C., Tunnicliffe, D. J., Howell, M., Tonelli, M., Cheung, M., Earley, A., & Mann, J. (2021). Executive Summary of the KDIGO 2021 Clinical Practice Guideline for the Management of Blood Pressure in Chronic Kidney Disease. *Kidney International, 99*(3), 559-569.

3. Chudek, J., Wieczorowska-Tobis, K., Zejda, J., Broczek, K., Skalska, A., Zdrojewski, T., & Wiecek, A. (2014). The Prevalence of Chronic Kidney Disease and Its Relation to Socioeconomic Conditions in An Elderly Polish Population: Results from the National Population-based Study PolSenior. *Nephrology, Dialysis, Transplantation, 29*(5), 1073-1082.

4. Coresh, J., Selvin, E., Stevens, L. A., Manzi, J., Kusek, J. W., Eggers, P., & Levey, A. S. (2007). Prevalence of Chronic Kidney Disease in the United States. *JAMA, 298*(17), 2038-2047.

5. Coyne, K. S., Kvasz, M., Ireland, A. M., Milsom, I., Kopp, Z. S., & Chapple, C. R. (2012). Urinary Incontinence and Its Relationship to Mental Health and Health-Related Quality of Life in Men and Women in Sweden, the United Kingdom, and the United States. *European Urology, 61*(1), 88-95.

6. Hsu, T. W., Liu, J. S., Hung, S. C., Kuo, K. L., Chang, Y. K., Chen, Y. C., & Tarng, D. C. (2014). Renoprotective Effect of Renin-angiotensin-aldosterone System Blockade in Patients with Predialysis Advanced

Chronic Kidney Disease, Hypertension, and Anemia. *JAMA Intern Med, 174*(3), 347-354.

7. Huang, M. C., Chen, M. E., Hung, H. C., Chen, H. C., Chang, W. T., Lee, C. H., Wu, Y. Y., Chiang, H. C., & Hwang, S. J. (2008). Inadequate Energy and Excess Protein Intakes May Be Associated with Worsening Renal Function in Chronic Kidney Disease. *Journal of Renal Nutrition: The Official Journal of the Council on Renal Nutrition of the National Kidney Foundation, 18*(2), 187-194.

8. Hwang, S. J., Lin, M. Y., Chen, H. C., Hwang, S. C., Yang, W. C., Hsu, C. C., Chiu, H. C., & Mau, L. W. (2008). Increased Risk of Mortality in the Elderly Population with Late-stage Chronic Kidney Disease: A Cohort Study in Taiwan. *Nephrology, Dialysis, Transplantation: Official Publication of the European Dialysis and Transplant Association - European Renal Association, 23*(10), 3192-3198.

9. Kovesdy, C. P., Bleyer, A. J., Molnar, M. Z., Ma, J. Z., Sim, J. J., Cushman, W. C., Quarles, L. D., & Kalantar-Zadeh, K. (2013). Blood Pressure and Mortality in U.S. Veterans with Chronic Kidney Disease: A Cohort Study. *Annals of Internal Medicine, 159*(4), 233-242.

10. Lin, M. Y., Chiu, Y. W., Lee, C. H., Yu, H. Y., Chen, H. C., Wu, M. T., & Hwang, S. J. (2013). Factors Associated with CKD in the Elderly and Nonelderly Population. *Clinical Journal of the American Society of Nephrology, 8*(1), 33-40.

11. Shamliyan, T. A., Wyman, J. F., Ping, R., Wilt, T. J., & Kane, R. L. (2009). Male Urinary Incontinence: Prevalence, Risk Factors, and Preventive Interventions. *Reviews in Urology, 11*(3), 145-165.

12. Yue, H., Zhou, P., Xu, Z., Liu, L., Zong, A., Qiu, B., Liu, W., Jia, M., Du,

F., & Xu, T. (2020). Effect of Low-protein Diet on Kidney Function and Nutrition in Nephropathy: A Systematic Review and Meta-analysis of Randomized Controlled Trials. *Clinical Nutrition (Edinburgh, Scotland)*, *39*(9), 2675-2685. https://doi.org/10.1016/j.clnu.2019.11.039

13. 王志仁、陳亮宇、彭莉甯（2016）。老年尿失禁之評估與治療。台灣老年醫學暨老年學雜誌，11(3)，156-168。

14. 許志成（編）（2015）。**臺灣慢性腎臟病臨床診療指引**。國家衛生研究院。取自https://www.tsn.org.tw/UI/H/H00202.aspx

第五章
高齡者使用中藥與中醫處置應遵循原則

徐瑜璟中醫師
衛生福利部臺南醫院睡眠中心主任兼中醫科主治醫師

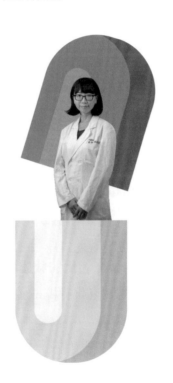

 課程影片

1. 掃瞄QR Code
2. 進入國立成功大學線上學習平台
   https://www.nlearning.ncku.edu.tw/nlearning/
3. 登入／註冊（未註冊者請先註冊加入會員）
4. 首頁→醫療→高齡長者用藥與飲食保健自我照
   顧課程→第五週：高齡者之中醫處置應遵循原
   則

第一節　高齡者使用中藥觀點

本章節主要介紹高齡者中藥用藥原則，首先從「高齡者使用觀點」做介紹。

5.1.1 中醫藥物食補

各位可以想想，在各位印象中的「中醫食補」，指的是可以自己決定自行服用或是有疾病診斷後才能吃呢？其實中醫藥物的飲食在傳統中國飲食文化當中是很根深蒂固的，包括小朋友想要開脾、胃口好一點，或女生想要調理月經、或生完小孩坐月子使用生化湯或四物湯、更年期時潮熱盜汗等症狀調理，以及到老年人希望補身體、強壯筋骨等狀況，時常會希望配合中醫藥物而到中藥房添購中藥材，比如杜仲、黃耆、枸杞等，而將中藥材與食物合在一起，如跟雞湯、排骨煮在一起調補身體，也就是常常聽到的中醫食療，多跟希望以飲食來調理症狀與強身壯骨的觀念相關，因此若要請高齡者避免使用中醫藥物（包括中醫食補）似乎是很難做到的，所以，我們可以試著轉個方向想，讓高齡者、照顧者及健康照顧提供者了解中醫對老化的描述以及相關老年中醫處置原則相關的議題，相信可以幫助處理不同情形高齡者的中醫使用情形。

5.1.2 中醫在老化的敘述：黃帝內經

中醫在老化相關的敘述包括在黃帝內經裡提到「食飲有節、起居有常、不妄勞作」（圖5-1-1），在中醫的觀念當中，就是中庸之道，找到跟自己身體的一個平衡狀態，與自己的老化、疾病共處，希望飲食吃得飽但不要過度也不要太餓，睡得著、作息規律，要運動也不要過度勞動，就會有一個比較好的老化現象，但要怎樣吃得飽？要怎麼好好睡覺？要怎麼樣可以不要做太多的事情？可能就要看每個人的身體狀況，去找到一個平衡點，盡量不要讓自己太過的勞累，也不能太過輕鬆，多活動，才會讓身

體更加的健康。

　　中醫在老化相關的敘述也有提到：「女子七歲腎氣盛……七七任脈虛，太沖脈衰少，天癸竭，地道不通，故形壞而無子也。丈夫八歲腎氣實……八八則齒髮去。」可以看到中醫的敘述因為在古代，存活年齡沒有這麼長，最多到大概50、60歲左右，相對於台灣內政部公布（中華民國內政部，2020）台灣人的平均壽命為81.3歲（其中男性78.1歲及女性84.7歲）的歲數來的短，因此在老年階段如何更加健康，是中西醫可以繼續一起努力的方向（圖5-1-2）。

中醫在老化的敘述

乃問於天師曰：余聞上古之人，春秋皆度百歲，
而動作不衰；今時之人，年半百而動作皆衰者，
時世異耶？人將失之耶？歧伯對曰：上古之人，
其知道者，法於陰陽，和於術數，

食飲有節，起居有常，不妄作勞，

故能形與神俱，而盡終其天年，度百歲乃去。
今時之人不然也，以酒為漿，以妄為常，醉以入房，
以欲竭其精，以耗散其真，不知持滿，不時御神，
務快其心，逆於生樂，起居無節，故半百而衰也。

● 圖5-1-1　黃帝內經《上古天真論篇第一》

女子七歲腎氣盛，齒更髮長...丈夫八歲腎氣實，髮長齒更...

四七筋骨堅，髮長極，身體盛壯。
四八筋骨隆盛，肌肉滿壯。

五七陽明脈衰，面始焦，髮始墮。
五八腎氣衰，髮墮齒槁。

六七三陽脈衰于上，面皆焦，髮始白。
六八陽氣衰竭於上，面焦，髮鬢頒白。

七七任脈虛，太沖脈衰少，
天癸竭，地道不通，故形壞而無子也。
七八肝氣衰，筋不能動，天癸竭，
精少，腎臟衰，形體皆極。

八八則齒髮去。

● 圖5-1-2　中醫在老化的敘述

5.1.3 老化的改變

老化，包括實際年齡的老化，以及生理心理社會的老化，像40到50多歲更年期、老年多種慢性共病、肌少症、飲食習慣的改變等，也可能因為不想要活動、肌肉少、或因為氣候及外在環境比較少去外面活動等情形加乘惡化老化現象，所以面對高齡者現在狀況，正面評估正常老化、疾病、飲食、失用在高齡者身上的交互影響，更能以宏觀的角度評估要怎麼讓長者比較能夠健康老化（圖5-1-3）。

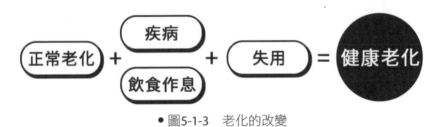

● 圖5-1-3　老化的改變

5.1.4 中醫體質與證候：辨證論治

中醫體質跟證候，首先利用中醫四診，望、聞、問、切（圖5-1-4），將得到的資訊區分個人體質狀況——望就是看這個人的神色與外在觀察到的症狀；聞則是聽聲音及聞氣味，比如有些老人家到門診時，會發現講話比較沒有力氣或講話聽起來比較不清楚，這些資訊協助中醫師進一步問診探問原因；問診除了跟西醫的過去病史、現在病史、用藥史等雷同外，也包括詢問個案是否怕冷、怕熱、大便狀況等中醫十問歌的內容，去得到所有的資訊以協助辨別體質虛實寒熱；最後，切診就是把脈，是摸手上橈動脈的跳動的情形以評估中醫證候的方法，然而依不同中醫師對於把脈有不同的想法且把脈可能會因為很多因素影響，如高血壓控制不好、吃血壓藥物、剛剛很飽、很累等脈象都會不同，可以想像一下，假如一位民眾匆匆忙忙走進診間量血壓，我們可能不會認定這是他一般時候的血壓，所以把脈也是一樣，一時的脈象若受到其他因素影響則可能須由其他

三診（望、聞、問）來協助中醫診斷，臨床上有些老人家也會問，是不是僅用把脈就可以幫助身體調理呢？答案由上可知是不行的，建議由合格中醫師由中醫四診，望、聞、問、切評估來了解個人體質。

且中醫臟腑跟西醫器官的意涵是不完全相同的（圖5-1-4），中醫臟腑是以功能為主而西醫器官以解剖的功能為主，以下以幾個例子舉例，比如臨床上會遇到民眾提出「肝火大」，這個與中醫肝臟腑火氣高有相關，但中醫肝的臟腑功能不代表西醫肝臟功能異常、不代表西醫的肝指數（GOT、GPT）上升；又比如心情不好，不一定跟西醫心臟功能變差相關，這是跟中醫心的臟腑功能有關聯；這是跟中醫心的臟腑功心能有關聯；也會有長者詢問自己是不是「腰子不好」、「腎氣不足」等是不是一定代表要去抽腎臟指數肌酸酐，根據中醫臟腑的腎為先天之本，可能與腰痠、倦怠有關，但跟客觀腎臟指數不一定有關係——因為中醫臟腑跟西醫器官不同，雖然語言類似，但是內涵不一樣，請避免自己當網路醫生自我解釋，或在網路上看到一些文字，就自己感受到症狀且自我診斷而自行用藥，假如有需要了解身體在中醫理論中的狀況，建議還是跟中醫師討論，目前各大醫院大部分都有中醫科可以詢問，避免自行使用中醫藥物補肝、補腎，以免造成身體的問題。

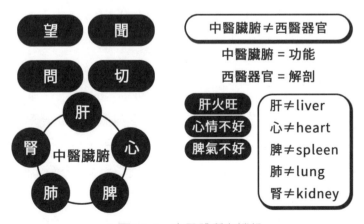

● 圖5-1-4　中醫體質與證候

綜合以上（圖5-1-5），各位可以想一下，自己是比較偏怕冷？還是說比較偏怕熱？還是都怕或都不怕？單單以怕冷怕熱在中醫的理論中，就可以稍微區分為不同體質，不同的四診內涵，包括一個人的排便情形、流汗、睡眠不好等，都可以把先天體質稍微去做區分，再加上每個人生活習慣、生活環境、疾病、手術史、經產史或慢性疾病都不一樣，也會影響這個人的症狀與疾病表現不同，配合中醫的辯證論治與西醫的辨病論治，綜合評估到底什麼是真正身體不舒服的原因，再去做精準調理治療。

望聞問切	先天體質	後天體質	疾病因素	疾病就醫	辨證論治
	氣虛 陰虛 血虛 血瘀 陽虛 痰濕 實熱 肝鬱	生活習慣 生活環境 疾病 手術 生產 其他	外來因素 (病菌、環境) 情緒因素 飲食因素 手術、外傷 其他	症狀就醫	

● 圖5-1-5　中醫體質與證候：辯證論治

5.1.5 老化的改變：高齡者使用中藥觀點

因此，在高齡者健康的老化評估中，需考慮正常老化、疾病、飲食、失用，並在中醫部分評估體質與證候（圖5-1-6）。

在中、西醫用藥方面，許多高齡者早、中、晚都要服用西藥，而由於中醫藥物組成較複雜，無法單一成分去評估，且在現今的中西醫交互作用上仍不明確，在使用時間上大部分會建議間隔胃排空時間，跟西醫間隔2小時，避免在胃裡有交互作用；接著在用藥種類跟劑量也須注意，例如中風的人，可能使用抗凝血藥物，大多指示如使用銀杏製品勿與抗凝血藥物作用，且在中醫藥物如三七或丹參等有抗凝血作用，且儘管有研究支持中醫甘草成分合併在使用類固醇病患的情況是否會增加特定疾病的風險仍無定論，但有回顧性研究指出長期使用甘草會導致低鉀血症和高血壓，並指

出不同族群對甘草的暴露敏感不同須注意，顯示交互作用的危險性仍需考量，有些高齡者可能會習慣去中藥房抓藥，然後自己抓藥物就很難避免交互作用的藥物，這些藥物跟西藥或許有交互作用的風險，如果真的需要使用，建議可以熟悉的中醫師，或各大醫院的中醫門診部，討論到底該不該使用這樣的藥物，避免自行服用，前面有提到每個人體質不一樣，可能跟怕冷怕熱、排便、睡眠情形都有關聯，因此避免自己判斷自己的體質，而自己使用藥物，假如真的需要使用中醫藥物，請根據中醫師指示，並且跟西藥間隔1至2小時服用較合適。

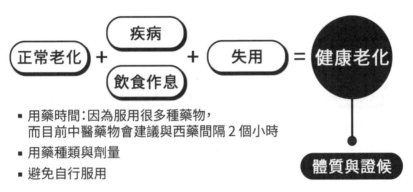

- 用藥時間：因為服用很多種藥物，而目前中醫藥物會建議與西藥間隔 2 個小時
- 用藥種類與劑量
- 避免自行服用

● 圖5-1-6　老化的改變：高齡者使用中藥觀點

中醫藥品相關資訊查詢網站

需要查核相關資訊可以參看以下網站：
- 中藥藥品許可證查詢：https://dep.mohw.gov.tw/docmap/lp-874-108.html
- 中西藥交互作用網：http://dhi.cmu.edu.tw/info/

中藥藥品許可證查詢

中西藥交互作用網

第二節　高齡者常見使用中藥情形

5.2.1 中醫治療的範疇

台灣自1995年全民健保開辦後，涵蓋在健保的中醫醫療，包括中醫健保科學中藥的使用（範圍為「全民健康保險中藥用藥品項表」並核准經由G.M.P中藥濃縮廠製造）、針灸及中醫傷科，跟自費添購中醫藥物或健康食品相比下，有健保給付的治療均為有執照的中醫師所執行較安全、費用便宜，以供大眾便利使用；至於指壓或刮痧，算不算是中醫的治療之一呢？在衛署醫字第82075656號裡有提到（圖5-2-1），公告不列入醫療管理行為及其相關事項，包括傳統的推拿手法、民間習用的外敷膏藥，外敷藥洗、按摩、指壓、刮痧、收驚、拔罐、氣功等，這些不列於就醫療管理行為當中。

```
中藥          針法、灸法          中醫傷科
```

主旨：公告不列入醫療管理之行為及其相關事項
八十二年十一月十九日衛署醫字第八二０七五六五六號
公告事項：
一、不列入醫療管理之行為如左：
　（一）未涉及接骨或交付內服藥品，而以傳統之推拿手法，或使用民間習用之
　　　　外敷膏藥、外敷生草藥與藥洗，對運動跌打損傷所為之處置行為
　（二）未使用儀器，未交付或使用藥品，或未有侵入性，而以傳統習用方式，
　　　　對人體疾病所為之處置行為，如藉按摩、指壓、刮痧、腳底按摩、收驚，
　　　　神符、香灰、拔罐、氣功與內功之功術等方式，對人體疾病所為之處置行為。
二、前項不列入醫療管理之行為，除標示其項目外，依醫療法第五十九條規定，不得為醫療廣告。

● 圖5-2-1　中醫治療的範疇

5.2.2 高齡者常用中藥情形

與中醫食療背景類似，在保健食品或習慣使用的茶飲，部分都含有中藥成分，如商業廣告中有四物飲、龜鹿雙寶、喉片或養肝茶等，須注意在成分列部分有中藥成分才會知道是否有中藥。

2017年一篇使用2005年台灣國民健康問卷連結健保資料庫的研究指出，在一個月內民眾自行購買中醫藥物是5.2%，其中70歲以上或女性很

常自己購買（圖5-2-2），然而這個數據應該都是低估，長者就算自覺沒有吃中藥的習慣，因為在平常保健食品或飲食習慣中，如「煎藥仔」（台語，以水煮藥的意思）或杜仲煮雞湯等，均可能含有中藥而沒有被計算到，因此在高齡者的保健習慣中中藥的使用是需要特別關注的。

自行使用中醫藥物

- 養生茶飲、市售喉片等
- 根據研究指出，平均一個月
  台灣民眾自行使用中醫藥物5.2%。
- 以70歲以上、女性較多。
- 中醫師處方。

● 圖5-2-2　高齡者常用中藥情形

5.2.3 高齡者常用中藥情形：健保資料

在1996到2001年間曾使用中醫健保資源的人高達62.5%，兩篇研究指出高齡者使用率與次數（圖5-2-3）：2010年的研究中，65歲以上高齡者平均每人使用1.26次且使用率隨年齡上升而下降；在2015年研究中，2005到2009年間，65歲以上高齡者使用率大約48%，跟西醫比起來相對低很多，可能是因為高齡者到中醫科需要更多家人協助才能配合針灸、慢性疾病多而早中晚都服用西藥故不一定會使用中醫藥物治療等因素影響。在這些研究中可看到使用中醫門診多為急性鼻咽炎（感冒）、咳嗽、腰痛、頭痛、便秘等的診斷，且用藥情形有24.3%主要是骨骼肌肉相關用藥，包括疏經活血湯、獨活寄生湯、芍藥甘草湯等，研究支持高齡者使用一致的原因偏向症狀治療、酸痛、身體不舒服症狀為主，推估使用中藥能改善症狀而進而提升與高齡者生活品質，研究可以再進一步探討研究支持相關論述。

65歲以上老年人身上，均每人每年
利用次數為1.26次

●中醫門診：急性鼻咽炎(感冒)、咳嗽、
腰痛、頭痛、便秘等之重要選擇。

2005-2009年65歲以上老年人使用率為48%

● 24.3%為肌肉骨骼疾病為使用原因。
● 疏經活血湯、獨活寄生湯、芍藥甘草湯。

然而，一般使用
非健保中醫藥物
的情形更多。

● 圖5-2-3 高齡者常用中藥情形之健保資料

5.2.4 中醫藥及輔助替代療法相關研究

　　西方國家將中醫藥物歸類在輔助替代療法（圖5-2-4），而東方國家使用中醫藥（Traditional Chinese Medicine）則更為普遍，如南韓與台灣，影響使用中醫藥的因子，包括年齡世代、女性、教育程度較高、居住地點在較多醫療資源地區、自評健康、期望改善活動度與認知功能、中老年人、較憂鬱、慢性病多等因素相關，許多研究也探討合併西醫治療的狀況、使用藥物的種類、使用的原因、中藥安全性，目前都有在持續做相關的研究。

　　過去也有以台灣中老年資料庫分析有無用中醫族群的長期健康軌跡的差異，探討認知、憂鬱、身體活動度及自評健康在有無用中醫族群的長期健康軌跡的比較，結果顯示儘管中醫族群較非中醫族群憂鬱分數較高，然而較憂鬱的民眾，長期使用中醫之下有較減緩的趨勢，顯示中醫對高齡者的心理層面是有幫助的且並未發現有損害。

5.2.5 高齡者常用中藥情形

　　以幾個狀況為例：

一、**活動力差**：高齡者活動力變少，可能跟慢性病、老化造成肌少症或環境因素有關係，比如太陽太大不想去外面走動，冬天可能又太冷了那

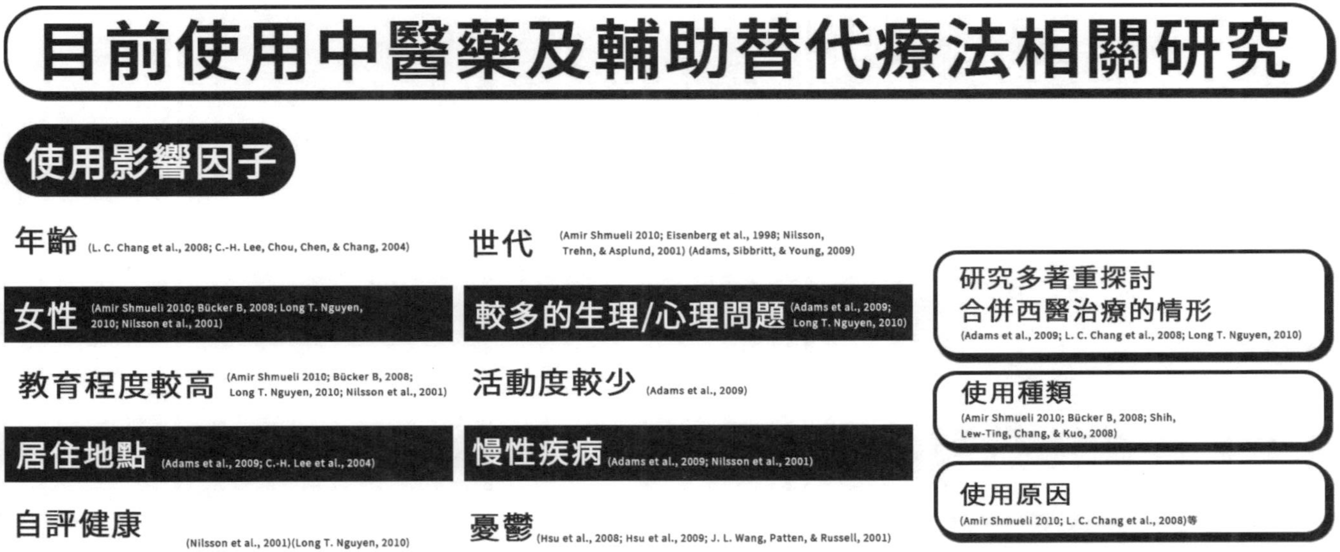
目前使用中醫藥及輔助替代療法相關研究
使用影響因子
年齡 (L. C. Chang et al., 2008; C.-H. Lee, Chou, Chen, & Chang, 2004)
世代 (Amir Shmueli 2010; Eisenberg et al., 1998; Nilsson, Trehn, & Asplund, 2001) (Adams, Sibbritt, & Young, 2009)
女性 (Amir Shmueli 2010; Bücker B, 2008; Long T. Nguyen, 2010; Nilsson et al., 2001)
較多的生理/心理問題 (Adams et al., 2009; Long T. Nguyen, 2010)
教育程度較高 (Amir Shmueli 2010; Bücker B, 2008; Long T. Nguyen, 2010; Nilsson et al., 2001)
活動度較少 (Adams et al., 2009)
居住地點 (Adams et al., 2009; C.-H. Lee et al., 2004)
慢性疾病 (Adams et al., 2009; Nilsson et al., 2001)
自評健康 (Nilsson et al., 2001)(Long T. Nguyen, 2010)
憂鬱 (Hsu et al., 2008; Hsu et al., 2009; J. L. Wang, Patten, & Russell, 2001)
研究多著重探討合併西醫治療的情形
(Adams et al., 2009; L. C. Chang et al., 2008; Long T. Nguyen, 2010)
使用種類
(Amir Shmueli 2010; Bücker B, 2008; Shih, Lew-Ting, Chang, & Kuo, 2008)
使用原因
(Amir Shmueli 2010; L. C. Chang et al., 2008)等

● 圖5-2-4　中醫藥及輔助替代療法相關研究

老人家就更不想走路，曾經有跌倒病史，腳不穩，頭暈怕跌倒也會影響高齡者不想活動，活動力就更不好，建議還是要多活動，儘管有的老人家膝蓋痛不願意起來走，但可以配合坐在椅子上甩手、抬腳、躺在床上抬屁股、甩手、拿保特瓶裝半瓶水活動等，其實都可以幫助整個身體肌肉；中醫藥物包括杜仲、龜鹿二仙膠等會有幫助，針灸穴位可配合陽陵泉穴、腰部腎俞穴、大腸俞等穴道（圖5-2-5）。

二、**尿失禁及夜尿**：高齡者尿失禁、夜尿情形也會造成不想出門，或晚上一直醒來睡不好，與年齡增加、然後膀胱容積降低、排尿餘尿感較多、括約肌強度下降、男性前列腺等因素相關，這些生理改變的現象或許沒有辦法改變，但至少可以讓老人家晚上少喝一點水，水分盡量移到白天、腳部多活動或建議做凱格爾運動（門診常遇到老人家不太會做，不是憋屁股，是憋會陰，小便部分肌肉收縮先從少次開始，就憋1、2、3、4、5，然後再放鬆），可以請老人家多做這樣的活動，幫助尿失禁與夜尿問題；中醫藥物包括六味地黃丸等，針灸穴位可配合可以配合關元穴等（圖 5-2-6）。

三、**便祕或腸胃問題**：高齡者很常見的便秘、消化不好，這些問題跟胃排空時間變長、多重用藥、活動少等因素相關，臨床上常被長者回覆好像剛吃完早餐，又要吃午餐，可能沒有很餓，就吃白飯配豆腐乳，這樣其實就沒有蛋白質與蔬菜，當然就會排便比較不好，或是獨居的高齡者會遇到送餐問題，就自己減少食量或就不要吃品質好食物，而導致營養不足，體力與排便更差，建議早上到中午時還是要起來動一動、曬個太陽，讓腸子蠕動，做一些不會跌倒的活動，可以到家醫科門診、高年科、中醫科門診、營養科衛教，嘗試怎麼讓高齡者多活動與飲食均衡；中醫藥物包括香砂六君子湯、麻子仁丸等，針灸穴位可配合合谷、曲池、足三里及局部的腹部按摩（圖5-2-7）。

四、**睡眠問題**：睡眠困擾也是高齡者常見的問題，跟生理時鐘相關，臨床偶爾會遇到高齡者詢問都凌晨三點就起來該怎麼辦，仔細詢問其實就是習慣晚上七點睡覺，從七點到凌晨三點，其實也已經睡大約八小時，時間沒有很不夠，可能冬天太陽出的晚比較困擾，也因為高齡者生理現象就是早睡早起，所以可以建議傍晚多曬一點太陽、避免沒事就去閉眼休息、晚上七點多就先坐一下、聊天、刷牙，八點多再躺上床，然後時間慢慢往後挪；除了早睡早起之外，高齡者睡眠很容易片段化，會覺得好像都沒有睡覺，臨床上也會遇到老人家自覺一整年沒睡覺了，可能睡眠很淺一直醒過來，所以老人家就覺得很痛苦、覺得都沒有睡著（但家人都說明明就有睡覺），或是因為夢多、夜尿，讓睡眠結構變得比較淺，另外喪偶、情緒、憂鬱都會在晚上睡不好，建議白天多曬太陽、多活動、盡量不要午睡太久、晚上少喝一點水，視需求配合安眠藥；中醫藥物包括酸棗仁湯、加味逍遙散等，針灸穴位可配合百會、神門等（圖5-2-8）。

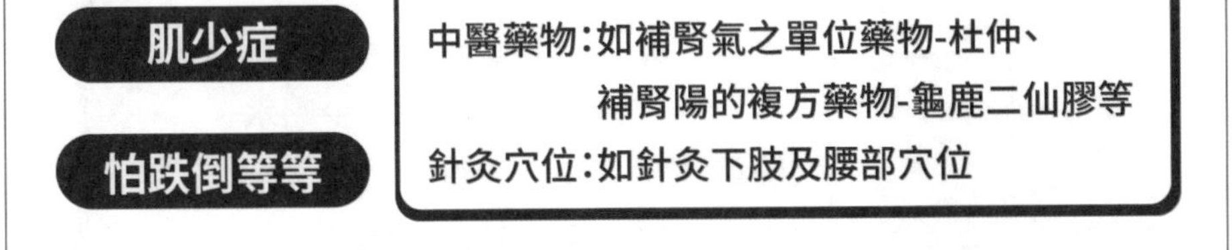

高齡者常用中藥情形	
慢性病 肌少症 怕跌倒等等	衛　　教：多活動，減少跌倒危險因子 簡單運動：抬腳、甩手 中醫藥物：如補腎氣之單位藥物-杜仲、 　　　　　　補腎陽的複方藥物-龜鹿二仙膠等 針灸穴位：如針灸下肢及腰部穴位

● 圖5-2-5　高齡者常用中藥情形：活動力差

高齡者常用中藥情形

年齡增加，膀胱容積降低，逼尿肌收縮力降低，排尿後餘尿增加

女性：括約肌強度下降等
男性：前列腺體積變大

衛　　教：晚上少喝水，白天多喝水
簡單運動：凱格爾運動-悠小便/會陰處的肌肉收縮
中醫藥物：補腎氣藥物，如六味地黃丸
針灸穴位：如關元

● 圖5-2-6　高齡者常用中藥情形：尿失禁及夜尿

胃排空時間變長

多重用藥

活動度減少等等

衛　　教：多活動，飲食均衡
簡單運動：腹部按摩
中醫藥物：健脾及潤腸藥物，
　　　　　如香砂六君子湯或麻子仁丸
針灸穴位：如合谷，曲池，足三里等

● 圖5-2-7　高齡者常用中藥情形：便祕或腸胃問題

睡眠片斷化

早睡早起

多夢

夜尿

睡眠結構改變

情緒等等

衛　　教：白天多曬太陽，避免睡午覺
　　　　　睡太久，晚上少喝水
簡單運動：快走或甩手
中醫藥物：調肝陰/肝鬱藥物，
　　　　　如酸棗仁湯或加味逍遙散
針灸穴道：如內關或神門

● 圖5-2-8　高齡者常用中藥情形：睡眠問題

5.2.6 其他目前研究支持

　　中醫治療現在研究持續進行（圖5-2-9），感冒、咳嗽、腰痛、頭痛、便秘等、癌症相關輔助治療、疼痛問題、預防中風、慢性疾病、失智症、巴金森氏症個案減少中風及跌倒風險等，及其延伸相關後遺症的輔助治療，以及許多疾病、症狀的治療，不及備載，其他包括中醫傷科（推拿）、拔罐、耳穴等，在中醫的角度來說也可以對應調整身體的症狀，也是許多高齡者不敢針刺用藥的其他選擇。但均建議前往有牌照的中醫師的診間作施作，才較安全、可靠且較有保障，如果有需要時，還是要去醫院相關中醫科門診詢問。

中醫目前中老年人研究現況，包括中藥、針灸、推拿及拔罐，或人體及細胞都持續在研究中：

中年婦女使用酸棗仁湯或加味逍遙散治療更年期之睡眠障礙
(H. C. Wu, Chen, Lai, Hwang, & Wang, 2011)

更年期症狀(Hsieh, Lai, Chen, Chen, & Wang, 2006)

壽美降脂一號(中醫藥物紅麴萃取，為健保給付的中醫藥物，對於病患欲降血脂也是一項選擇)
(C. H. Chen, Yang, Uang, & Lin, 2013)

老年人便秘問題(Cherniack, 2013)、癌症相關輔助治療(Lin & Chiu, 2011; Lin YH, 2011)

膝關節疼痛(Hinman et al., 2012)

慢性疼痛(Foell, 2013)

中風(C. C. Liao et al., 2012)

慢性疾病(Huang, Tsai, Lai, & Hsu, 2013)

失智症(T. Y. Wu, Chen, & Jinn, 2011)、巴金森氏症(Pan et al., 2011)等。

仍需更多更嚴謹的研究證實其功效和安全性。
需更多對特定族群所做的研究。
且中藥的品質不一，建議勿自行服用，若要服用應尋求專業中醫師的建議。

推拿 對於疼痛(Tan, Win, & Khan, 2013)以及失智症相關症狀(Rodriguez-Mansilla et al., 2013)等有幫助。

拔罐 對於局部血液循環有所幫助，需要更多的研究去支持使用的效果(Kim, Lee, Lee, Boddy, & Ernst, 2011)。

耳穴 在中醫的角度來說可以對應調整身體的症狀，也是許多不敢針刺用藥的一項選擇，在老年人身上或可施行改善症狀(Rodriguez-Mansilla et al., 2013)。

均建議前往有牌照的中醫師的診間作施作，**才較安全、可靠且較有保障。**

● 圖5-2-9　其他目前研究支持

第三節　高齡者使用中藥的潛在問題

5.3.1 關於中藥的許多說法

　　許多人認為「中藥有病治病、無病強身」，假定使用中藥可以有病治病、沒有病也可以讓身體更好，但其實中藥也是有比較毒劇的藥物，且中醫師認為藥即是毒，藥可以治病，也可以致命，另外不同人有不同體質，不是每個人都適合服用中醫藥物，比如可能有人怕冷，有人怕熱，怕冷適合吃的藥物，則不適合給怕熱的人，目前研究持續探討中藥療效與風險，並不是真的中藥就一定沒有問題，或一定造成身體負擔，還是要確認發生什麼狀況，再使用中醫藥物，避免自己去使用或完全不用。

5.3.2 中醫藥物的潛在問題

　　目前中醫潛在問題包括異常物質、安全性、中藥品質以及中西醫交互作用等（圖5-3-1），如因為中醫藥物從土地長出來，可能與土地當中的重金屬、農藥相關；讓中藥保存起來，可能會有二氧化硫的問題；安全性包括中藥中鉀離子、肝毒性、腎毒性以及藥物本身毒性等；中藥品質當中有些是正品或代用品、製造日期、保存期限；及可能的中西醫交互作用也需考慮──其中造成藥物潛在問題最重要還是正確的使用，因此應避免自行使用中藥。

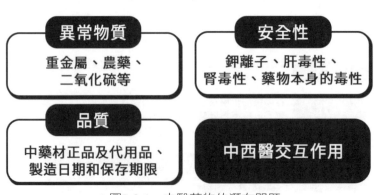

● 圖5-3-1　中醫藥物的潛在問題

5.3.3 異常物質問題

在異常物質部分，包括重金屬、農藥，保存部分有二氧化硫的問題，目前衛生福利部中醫藥司公布中藥材含異常物質限量基準彙整表（圖5-3-2）裡，都有進行藥物規範，須注意的是因為這些中醫藥材有可能高齡者會自己添購使用，例如買菊花來當菊花茶或煮菜可能會用肉荳蔻、炒荳蔻，加進去讓咖哩更好吃。

在台灣健保的科學中藥裡，也有相同規範，為GMP藥廠根據衛生福利部中醫藥司的規範下製作，檢查藥物裡是不是包括重金屬、大腸桿菌、黃麴毒素等成分（圖5-3-3），所以假如民眾需要使用中醫藥物，幫助老人家調理身體，建議到中醫診間使用科學中藥，好處除了中醫師把關外，有GMP藥廠檢驗中藥成分、開立，可降低各方面的問題。

5.3.4 中醫藥材的正品跟代用品

中醫藥材的正品跟代用品，其原因是中藥品種繁多且產地廣闊，由於歷代中醫藥典、本草對於藥材植物之形態描述記載不夠詳細，且不同地區用藥名稱和使用習慣不同，導致類同品、代用品和民間用藥的出現，因此中藥材的同物異名、同名異物、品種混亂現象，而直接影響到藥材品質與療效。

如金銀花中的主要成分為木犀草苷（Luteolin-7-Oglucoside），而山銀花中幾乎不含有木犀草苷，山銀花的綠原酸（Chlorogenic acid）含量較金銀花高；又如藥牛膝為例（圖5-3-4），高齡者膝蓋疼痛等痠痛問題可能就會使用到川牛膝、懷牛膝、味牛膝，一般人很難可以看出來是什麼藥材，還是要請專業判斷，因此由GMP藥廠認定，才能吃到真正的想服用的中藥材。

臨床上曾遇到有些民眾來中醫門診時，也會拿自行採集的中藥材來詢問，但是到底是不是想要的那個藥材，以及是不是有重金屬、黃麴毒素相

中藥異常物質問題

衛生福利部中醫藥司

- 中藥材含異常物質限量基準彙整表
- （更新日期：106年6月30日）
- https://dep.mohw.gov.tw/docmap/lp-3669-108.html

序號	分類 (註1)	品　名	重金屬 (ppm)				總重金屬 (ppm)	二氧化硫 (ppm)	黃麴毒素 (ppb)		農藥 (ppm)		
			砷	鉛	鎘	汞			總黃麴毒素 (註2)	黃麴毒素 B₁	總 DDT	總 BHC	總 PCNB
175	P	西洋參	3.0	5.0	1.0	0.2	—	150	—	—	1.0	0.9	1.0
176	P	菊花(註3)	3.0	5.0	1.0	0.2	—	150	—	—	—	—	—
177	P	肉豆蔻(註3)	3.0	5.0	1.0	0.2	—	150	—	—	—	—	—
178	P	草荳蔻(註3)	3.0	5.0	1.0	0.2	—	150	—	—	—	—	—
179	P	砂仁(註3)	3.0	5.0	1.0	0.2	—	150	—	—	—	—	—
180	P	黃精(註3)	3.0	5.0	1.0	0.2	—	150	—	—	—	—	—
181	P	絞股藍(七葉膽)(註3)	3.0	5.0	1.0	0.2	—	150	—	—	—	—	—
		其餘中藥材-植物類	3.0	5.0	1.0	0.2	—	150	—	—	—	—	—
		其餘中藥材-動物類	3.0	5.0	1.0	0.2	—	150	—	—	—	—	—
		其餘中藥材-礦物類	3.0	5.0	1.0	0.2	—	—	—	—	—	—	—

● 圖5-3-2　藥材含異常物質限量基準彙整表

中藥濃縮製劑含異常物質之限量　附表一

異常物質	限量	適用範圍	檢驗方法	備考
總重金屬	30 以下 (ppm)	一、複方製劑。 二、三七等 100 項(附3)單味製劑，自100年12月1日起實施。 三、其餘單味製劑，應於101年7月1日起符合本標準。		
砷	3 以下 (ppm)	一、33 項(附3)基準方。	台灣傳統藥典、中華藥典、日本藥局方、歐洲藥典、美國藥典、中華人民共和國藥典及最新版自行開發檢驗處方(需提供檢驗方法) 等，藥典以最新版本或前一版本為準。	特殊情形，另行公告。
鎘	0.5 以下 (ppm)	二、九味羌活湯等 67 項(附3)基準方，自100年12月1日起實施。		
汞	0.5 以下 (ppm)	三、已公告 200 基準方之其餘製劑，應於102年7月1日起符合本標準。		
鉛	10 以下 (ppm)			
微生物 總生菌數	10⁵ 以下 (cfu/g)			
大腸桿菌	不得檢出	一、複方製劑。 二、三七等 100 項(附3)單味製劑，自100年12月1日起實施。 三、其餘單味製劑，應於101年7月1日起符合本標準。		
沙門氏菌				

行政院衛生署公告
發文日期：中華民國100年8月29日
發文字號：署授藥字第1000002752號

異常物質	限量	適用範圍
總重金屬	30 以下 (ppm)	
砷	3 以下 (ppm)	天王補心丹、龜鹿二仙丸、養肝丸、消痔丸、龍膽瀉肝湯、六味地黃丸、上中下通用痛風丸、調經丸、寧嗽丸、獨活寄生湯、杞菊地黃丸、退少丹、參苓白朮散、八味地黃丸、濟生腎氣丸、胡蘆丸、如術地黃丸、加味逍遙散、藿香正氣散、黃連解毒湯、桑螵蛸散及川芎茶調散等 22 項內服方劑製劑(包括各種傳統劑型及其加減方)。
鎘	0.5 以下 (ppm)	
汞	0.5 以下 (ppm)	
鉛	10 以下 (ppm)	
微生物 總生菌數	10⁶ 以下 (cfu/g)	
大腸桿菌	不得檢出	
沙門氏菌		

衛部中字第1021881313號令

● 圖5-3-3　限量基準彙整表問題

關問題，其實都不知道，所以如果真的需要使用中醫藥物，還是會建議盡量經過政府認證、檢驗，其實對民眾的安全性也會比較高；也曾遇到有人直接去原產地買，感覺一定比較好又比較便宜，但是未經過檢驗過而可能引起問題的風險相當的高。

製造日期跟保存日期也是，有人可能買回來放三年，其實並不知道保存期限，目前GMP藥廠有出安心藥材，會標示製造日期跟保存日期期限，對民眾的使用較安全，比如常見的當歸、茯苓，藥廠都有出這樣的藥物，建議經由中醫師配合需要自己煮十全大補湯、四物湯等，應該都有這樣的藥材，避免自己去購買有疑慮的藥材。

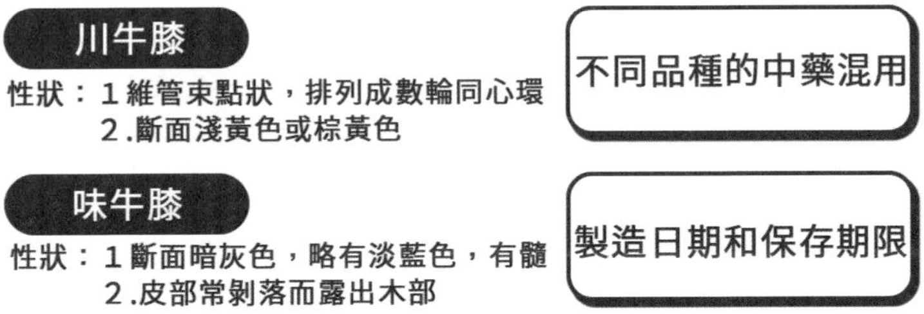

川牛膝
性狀：1.維管束點狀，排列成數輪同心環
　　　2.斷面淺黃色或棕黃色

不同品種的中藥混用

味牛膝
性狀：1.斷面暗灰色，略有淡藍色，有髓
　　　2.皮部常剝落而露出木部

製造日期和保存期限

● 圖5-3-4　中醫藥材的正品跟代用品

5.3.5 安全性鉀離子、肝毒性、腎毒性、藥物本身的毒性

一、安全性鉀離子：

目前國內衛生福利部尚未訂定建議的鉀攝取量，一般每天攝取量約為4克，然而中醫科醫師常會被問，吃中藥是不是鉀離子特別高？過去研究指出，在檢測31個科學中藥發現建議量中，每日鉀攝取量不會超過0.12克/日，未超過世界衛生組織WHO建議為3.51克/日（衛生福利部並未針對鉀訂定每日建議攝取量），使用中藥應不會影響，但需注意的腎病病人要小心鉀攝取過量，建議長者在中醫就診時，提醒中醫師自身疾病要控制鉀離子，且可輔助衛生福利部食品藥物管理署食品營養成分資料庫（https://consumer.fda.gov.tw/Food/TFND.

aspx?nodeID=178）查詢食物中鉀離子含量，以控制飲食上鉀的含量
（圖5-3-5）。

	品名	鉀含量 (mg/g)	科學中藥日服量（g）	成人每日科學中藥總鉀含量(mg/日服量)
1	補中益氣湯	9.7	12	120
2	六味地黃丸	10	12	120
3	桂枝湯	5.8	7.5	40
4	葛根湯	7.7	7.5	60
5	小青龍湯	6.1	7.5	50
6	柴葛解肌湯	8.8	9	80
7	定喘湯	8.9	9	80
8	黃連解毒湯	8.9	7.5	70
9	甘露飲	7.5	12	90
10	龍膽瀉肝湯	9.2	9	80
11	清心蓮子飲	7.8	12	90
12	麻杏甘石湯	8.3	7.5	60
13	知柏地黃丸	8.7	12	100
14	加味逍遙散	10	12	120

註：由檢測的 31 方科學中藥發現，其每日鉀的攝入量最高不會超過 150mg/
日（0.15g/ 日），遠低於一般每日由蔬果攝取的 4-5g。

● 圖5-3-5　安全性鉀離子

二、肝毒性：

在肝毒性部分，研究指出中醫藥物金不換、小柴胡湯、麻黃（Larson,
Chopa et al. 2010）（圖5-3-6），有肝毒性相關性，假如B型肝炎患

者有疑慮，就要與中醫師討論，以減低肝臟風險，不建議外面自行抓藥物或使用保肝食品。

三、腎毒性：

源自於1991-1992年國外減重女性發生了急性腎臟病變（Rapidly progressive interstitial renal fibrosis），當時發現多位年輕女性因服用了含中草藥成分的減肥藥之後，出現了急速的腎臟功能惡化，究其原因，原來是減肥藥中誤用了「廣防己」來取代「漢防己」，而「廣防己」中所含的「馬兜鈴酸」，就是造成腎衰竭與泌尿系統癌症的罪魁禍首，衛生福利部已於2003年11月3日，依據藥事法第48條及第76條規定，將含馬兜鈴酸之廣防己、青木香、關木通、馬兜鈴、天仙藤等五種中藥材及其製劑公告禁用，撤銷含有該類中藥材之藥品許可證。經過研究進而確認馬兜鈴酸科相關植物對於腎衰竭與泌尿道癌症等的相關性，然而在停用馬兜鈴酸科相關植物後比較使用中醫組跟沒有使用中醫組的存活與腎病風險，中醫組的狀況較好，因此大致可推斷根據中醫師的指示使用目前可使用的中藥是相對安全的，或許未來可以看到更安全的中醫使用情況（圖5-3-7）。

五、藥物本身的毒性：

中藥材分為一般中藥材及毒劇中藥材二類，多數食用相關的中藥較無毒性例如吃四神湯裡中的茯苓等，部分為在藥物本身的偏性，例如麻黃，有些會使用過多會讓心臟跳得比較快、睡不好，過重或有心血管疾病個案要特別小心使用，或使用大黃治療便秘問題、吃太多就造成腹瀉狀況（圖5-3-8）；但毒劇中藥材包括生千金子、生川烏、生天仙子、生巴豆、生半夏、生甘遂、生白附子、生附子、生南星、生狼毒、生草烏、生馬錢子、生藤黃、白降丹、芫花、洋金花、砒石、砒霜等，其中生藥材部分經炮製後的炮製品不以毒劇中藥材管理，但建議標示「本品生OO（如生附子）為毒劇中藥材，經炮製後已減毒，

中藥異常物質問題

Jin Bu Huan (金不換) — Both acute and chronic hepatotoxicity have been reported .Symptoms resolve with discontinuation of herb(mean eight weeks) and have promptly recurred when patients were rechallenged.

Syo-saiko-to (小柴胡湯) — Affected patients presented in similar fashion to those taking Jin Bu Huan.

Ma-Huang (ephedra)(麻黃) — There have been reports of hepatotoxicity associated with this product.

● 圖5-3-6　肝毒性

■ 在2003年，一位比利時醫師發現多位年輕女性因服用含中草藥成分的減肥藥之後，出現了急速的腎臟功能惡化，究其原因，原來是減肥藥中誤用了「廣防己」來取代「漢防己」，而「廣防己」中所含的「馬兜鈴酸」，就是造成腎衰竭與泌尿系統癌症的罪魁禍首。

那些中藥含有馬兜鈴酸呢？

在台灣常見市售中藥材中，含有馬兜鈴酸的中藥有「廣防己」、「青木香」、「關木通」、「馬兜鈴」、「天仙藤」等，行政院衛生署已於92年11月公告全面禁用此類含馬兜鈴酸的中藥材。

● 圖5-3-7　腎毒性的中藥材

多數食用相關的中藥較無毒性

薏仁、山藥、百合、紅棗、茯苓、龜板膠等

偏性強烈的中藥用多可造成毒性

麻黃用量過多造成心悸、失眠(麻黃素)
大黃治療便秘，用量過多則腹瀉(大黃素)

少數中藥本身具有毒性 | 可經由炮置、久煎等方法減低或去除毒性

附子、杏仁、半夏、全蠍……
附子：烏頭鹼
口服純烏頭鹼0.2mg即可中毒，3-5mg可致死。
苦杏仁：杏仁苷
水解後，產生氫氰酸化合物。
半夏：毒芹鹼及煙鹼相似的生物鹼

● 圖5-3-8　藥物本身的毒性

仍應小心使用」。

因此中醫藥物其實不是完全有病治病，無病強身，這樣子，還是要看身體有什麼狀況，只要是藥物就會有風險，所以要避免自己使用、抓藥物。

5.3.6 中藥可能的中西藥交互作用

根據健保資料，在1997至2007年，合併使用中西醫比例率大約在12-14%，若綜合1997至2007年來看，高達46.6%門診個案合併使用中西醫（圖5-3-9），顯示在這麼高使用比例下會增加中醫藥物交互作用風險，假如對中醫藥物交互作用有疑慮，可以到衛福部中醫藥司（https://dep.mohw.gov.tw/DOCMAP/mp-108.html）、中西藥交互作用網（http://dhi.cmu.edu.tw/info/）、中草藥不良反應通報中心（中藥藥品安全監測通報系統）（https://dep.mohw.gov.tw/DOCMAP/cp-3925-40834-108.html）等查核並與中醫師討論，比如高齡者使用抗凝血藥物，在使用中醫藥物像人參、丹參、紅花等須注意是否增加出血風險，建議跟認識的中醫或醫院中醫師討論，避免使用來路不明或標示不清的成藥，經過合格中醫師處方再去使用藥物，避免有病治病，無病強身這個觀念，長期使用不必要的中醫藥物。

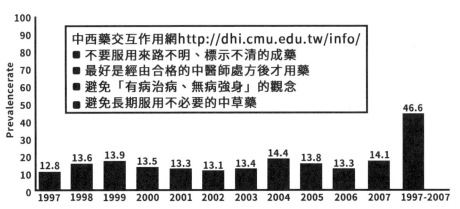

● 圖5-3-9　合併使用中西藥物的比例與中西藥交互作用網介紹

第四節　高齡者之中醫處置遵循重點

5.4.1 中醫問題

　　許多人會覺得中醫問題這麼多，不要看中醫就沒有這個問題，然而中醫藥物很常在飲食中出現，如自助餐絲瓜就有枸杞、眼睛乾澀喝菊花茶、保健食品四物湯、調補食療杜仲雞湯、人參雞湯、當歸羊肉湯等，很難完全不使用，偶爾中醫門診也會遇到吃中藥不敢跟西醫師說，其實無論使用怎麼樣的藥物，還是建議跟中、西醫師討論，該不該去使用或建議不要使用，用理性溝通，去了解為什麼使用中醫藥物，像是不是長者覺得體力很差、就想要煮人參雞湯，或是膝蓋特別痛、想喝杜仲茶，這些可能都是身體不舒服的原因，找到原因再去一同協助處理更能幫助到長者。

5.4.2 高齡者之中醫處置流程

　　高齡者的中醫處置原則（圖5-4-1），要根據整體狀況評估，尤其老人家會有多重用藥問題，早、中、晚全部都在吃西藥，可以跟中醫評估目前身體疾病或症狀，包括西醫已經使用什麼治療，以及自己合併不舒服的症狀（如怕冷、容易手腳冰冷、手無力、頭暈、胃痛、消化差等），配合衛教多活動，用中醫四診望、聞、問、切評估是否開立補氣藥物等中藥，並建議跟西藥間隔1至3小時使用中醫藥物，降低中西藥交互作用風險。

　　老人家很多都是綜合性問題，包括慢性共病、癌症、中風史、認知功能障礙等，或老化相關症狀，如腰酸痛，很累、晚上睡不好、胃口不好、晚上有尿失禁、容易跌倒、情緒不好等，是整合的問題，建議周全性評估，評斷症狀然後去排除、去介入。

5.4.3 全面評估高齡者來中醫科診間的情形

　　高齡者會來中醫科診間的狀況（圖5-4-2），如已配合西醫治療（腰

■ 中醫治療需參考整體個人情況以給與藥物或針灸處理。

流程：

| 評估目前疾病的狀況 | 治療的類型對目前西醫治療的反應 | 望聞問切 |

■ 大多為綜合性的問題，需要周全性的評估：

> 慢性病、癌症、中風、痠痛、退化性關節炎、疲倦、睡眠障礙、胃口差、失智症、大小便失禁、照護問題、跌倒問題、心情問題等等

| 不舒服的症狀？ | 交互作用？ | 老化相關影響的症狀？ |

● 圖5-4-1　高齡者之中醫處置流程

痛吃止痛藥、胃痛吃胃藥、血糖、血壓問題等）但仍有不舒服的症狀，或已經在控制血糖、血壓但沒有控制好，或退化性疼痛問題，或手術、癌症相關治療等前後的中醫調理，或是腰部手術、膝蓋手術前後在中醫科門診輔助治療，或腸胃問題如胃食道逆流、胃痛、便秘，拉肚子、痔瘡等，或老人家皮膚乾癢症狀、慢性疼痛、手麻情形，或容易感冒、容易氣喘、反覆性的泌尿道感染等慢性的調理，或心血管疾病、中風後遺症輔助治療等不及備載需要整體評估，除了西醫治療外，建議與中、西醫師共同全盤了解身體狀況，避免自己使用中醫藥物調理自己希望調理的部分。

吃止痛藥物引起腸胃不適	手術前後體力調養	肌肉骨骼疾病：慢性疼痛、腕隧道症候群、五十肩、腰痛等
吃血糖或血壓藥物告知胃痛	各種病狀不敢手術的患者尋求中醫藥治療	呼吸道疾病如：容易感冒、過敏性鼻炎及氣喘慢性調理等
血糖或血壓控制不好	胃腸疾病：胃食道逆流、便秘、腹瀉、痔瘡等。	心血管疾病如：心導管手術史、心悸心肌梗塞史、胸悶、中風後遺症等
慢性疼痛	心導管手術史患者持續使用aspirin但引起胃痛	
身心疾病：睡眠障礙等		生殖泌尿道情形：蛋白尿、血尿、腎炎、反覆泌尿道或陰部感染、不孕症調理、經痛等
癌症治療副作用及調理	皮膚疾病：痤瘡、脂漏性皮膚炎等	

● 圖5-4-2　中醫科門診可能遇到的患者西醫處置狀況情形全面評估高齡者來中醫科診間的情形

5.4.4 老化的改變：高齡者使用中藥觀點

正常老化、疾病、飲食作息、失用並配合中醫部分區分個人的體質與證候（圖5-4-3），以正面的角度思考中西醫治療的高齡者使用中醫的情境：以一位長者來說，可能年紀上升後，變得比較怕冷、腳比較沒有力氣，跟以前吃的東西都一樣、怎麼最近消化越來越不好，多了慢性病增加，晚上睡不好，加上退休後就比較沒有去外面走而逐年變差——試著以高齡者角度出發，在病人及醫療團隊的同意下，治療透明，與中醫師討論後區分體質狀況搭配高齡者現行治療，避免高齡者去吃自己覺得需要的東西，可以試想，假如高齡者自覺身體不好而自己煮人參雞湯，而血壓飆高或其他自覺需要「煎藥仔」調理身體情形而加重原本身體疾病，反而得不償失。

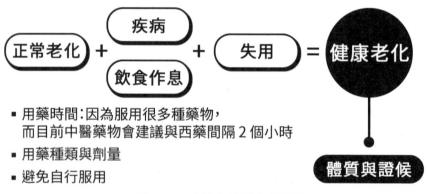

● 圖5-4-3　高齡者使用中藥觀點

5.4.5 飲食的寒涼溫熱

飲食寒熱跟中醫體質相關，但是均衡更加重要，需要找到平衡點（圖5-4-4），在飲食寒涼溫熱禁忌可以換個角度思考，中醫傳統大略認為比較冷的食物如白蘿蔔、苦瓜、西瓜、橘子、冰飲等建議怕冷的少吃，比較熱的食物如荔枝、榴槤、龍眼等建議怕熱的少吃，發性食物如燒烤、炸的、辣的、芒果、帶殼海鮮類等容易造成發炎疾病（如皮膚炎）的

少吃，但其實老人家再怎麼吃，很少吃掉一大盤芒果，或一大盤西瓜，建議就是想吃都可以吃，增加老人家的胃口是很重要的，每個都吃一些些、換來換去吃，白飯、五穀飯或地瓜、芋頭再配合魚、肉、菜、海鮮等，增加蛋白質，均衡飲食換來換去，或老人家考慮到咀嚼不好，撒上芝麻粉，讓熱量高一點，或是堅果打碎後加在飯裡，微量元素可以幫助胃口，也會有不同的風味。

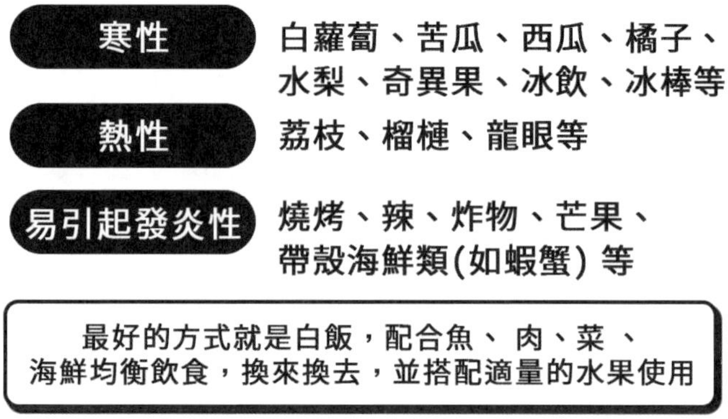

寒性	白蘿蔔、苦瓜、西瓜、橘子、水梨、奇異果、冰飲、冰棒等
熱性	荔枝、榴槤、龍眼等
易引起發炎性	燒烤、辣、炸物、芒果、帶殼海鮮類(如蝦蟹)等

最好的方式就是白飯，配合魚、肉、菜、海鮮均衡飲食，換來換去，並搭配適量的水果使用

● 圖5-4-4　飲食的寒涼溫熱

5.4.6 作息與運動

中醫注重平衡與中庸之道，飲食、生活作息、運動環環相扣，很多老人家退休或生活作息改變，就會造成整體生活不一樣，身體就會發生不舒服、不舒服雖然還沒有造成疾病，但是可能造成心理壓力。

一點一滴慢慢來，先由固定作息、多曬太陽、幫助睡眠品質開始，配合適度運動（圖5-4-5），有降低早期死亡，幫助老人家改善認知功能、預防跌倒，改善睡眠品質、預防骨質疏鬆、增加身體柔軟度等好處，有動就比沒有動來得好，比如：

· 躺在床上的時候作抬屁股的動作（平躺抬臀〔橋式〕）：

1. 正躺在床上，手心向下可輕扶床鋪，雙腳與肩同寬，屈膝、雙腳

踩好。

2. 臀部用力，配合慢慢呼吸，慢慢抬臀，盡量讓膝關節、髖關節和肩關節呈一直線。

3. 嘗試在水平位置停留5-10秒後，慢慢吐氣臀部向下，回復到平躺姿勢，可重複5-10次；視個案情形酌加增減，以不疼痛為原則。

‧ **手臂運動**：拿半瓶寶特瓶的水，水平平舉5-10次；視個案情形酌加增減，以不疼痛為原則。

‧ **甩手運動**：將手臂慢慢舉起，雙手可以空握拳，舉至與肩膀，抬到高點，然後慢慢地放下來（不要用力甩下來，記得要作得慢，避免受傷），水平平舉5-10次，可站著甩手、或是坐在椅子上甩手。

也還有很多活動方式，可以跟復健科討論運動方式，以及配合飲食調整，讓肌肉力量多一點，避免老人家擔心跌倒而活動減少造成其他問題。

生活習慣的調整
■ 睡眠 ■ 壓力 ■ 疾病 ■ 飲食

運動
■ 降低早期死亡、心血管疾病、腦中風、糖尿病、高血壓、高血脂、大腸癌、乳癌的危險
■ 消耗多餘的熱量，增加肌肉組織，提升身體基礎代謝率
■ 清除精神壓力以及建立健康的自我形象及體態
■ 對老年人改善認知功能
■ 預防減重後復胖
■ 增強心肺功能
■ 預防跌倒
■ 改善睡眠品質
■ 減低肺癌及子宮內膜癌的危險性
■ 預防骨質疏鬆症
■ 增加身體及關節的柔軟性

● 圖5-4-5　作息與運動

5.4.7 高齡者之中醫處置遵循重點

許多人還是認為中醫藥物有病治病，無病強身，但使用上還是要小心（圖5-4-6），避免自己使用、避免長期服用不必要的中草藥、來路不明

的中草藥不要服用（如路邊賣的草藥無法辨別是否有重金屬或農藥問題，非常不建議自己使用）、如果真的要去煎藥，可以先沖洗，然後不要吃藥渣等，請高齡者跟中醫師評估後再使用藥物。

■ 中藥儘管是天然的，仍可能因先後天許多因素對健康造成傷害，使用上須謹慎
■ 不要抱著「有病治病、無病強身」的觀念長期服用不必要的中草藥。
■ 不吃來路不明的中藥、草藥
■ 以科學中藥為主
■ 以藥食同源的藥物為主
■ 以大廠牌(尤其有出口國外的廠商)為主
■ 水煎藥先沖洗，不吃藥渣
■ 以中醫師開立的藥物為主

● 圖5-4-6　高齡者之中醫處置遵循重點

5.4.8 中醫藥物使用原則

中醫藥物使用原則就是適當用藥，讓有執照的中醫師完整地評估老人家的情形，有正確的醫學觀念外，也不要隨便使用中藥，才是安全的中醫藥物使用原則（圖5-4-7）。

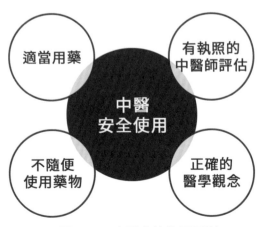

● 圖5-4-7　中醫藥物使用原則

參考文獻

1. Chen, C. J., Liu, X., Chiou, J. S., Hang, L. W., Li, T. M., Tsai, F. J., Ko, C. H., Lin, T. H., Liao, C. C., Huang, S. M., Liang, W. M., & Lin, Y. J. (2021). Effects of Chinese Herbal Medicines on Dementia Risk in Patients with Sleep Disorders in Taiwan. *Journal of Ethnopharmacology, 264*, 113267.

2. Chen, C., Feng, Z., Fu, Q., Wang, J., Zheng, Z., Chen, H., & Feng, D. (2021). Predictors of Polypharmacy among Elderly Patients in China: The Role of Decision Involvement, Depression, and Taking Chinese Medicine Behavior. *Frontiers in Pharmacology, 12.*

3. Chen, F. P., Chen, T. J., Kung, Y. Y., Chen, Y. C., Chou, L. F., Chen, F. J., & Hwang, S. J. (2007). Use Frequency of Traditional Chinese Medicine in Taiwan. *BMC Health Services Research, 7*, 26.

4. Chen, K. Y., Wu, M. Y., Yang, P. S., Chiang, J. H., Hsu, C. Y., Chen, C. Y., & Yen, H. R. (2018). Utilization of Chinese Herbal Medicine and Its Association with the Risk of Fracture in Patients with Parkinson's Disease in Taiwan. *Journal of Ethnopharmacology, 226*, 168-175.

5. Chen, M. C., Lai, J. N., Chen, P. C., & Wang, J. D. (2013). Concurrent Use of Conventional Drugs with Chinese Herbal Products in Taiwan: A Population-based Study. *Journal of Traditional and Complementary Medicine, 3*(4), 256-262.

6. de Moraes Mello Boccolini, P., & Siqueira Boccolini, C. (2020). Prevalence of Complementary and Alternative Medicine (CAM) Use in Brazil. *BMC Complementary Medicine and Therapies, 20*(1), 1-10.

7. Elsawy, B., & Higgins, K. E. (2010). Physical Activity Guidelines for Older Adults. *American Family Physician, 81*(1), 55-59.

8. Hsieh, C. F., Huang, S. L., Chen, C. L., Chen, W. T., Chang, H. C., Wu,

M. L., & Yang, C. C. (2012). Increased Risk of Chronic Kidney Disease among Users of Non-prescribed Chinese Herbal Medicine in Taiwan. *Preventive Medicine, 55*(2), 155-159.

9. Hsu, Y. C., Chiu, C. J., Wray, L. A., Beverly, E. A., & Tseng, S. P. (2015). Impact of Traditional Chinese Medicine on Age Trajectories of Health: Evidence from the Taiwan Longitudinal Study on Aging. *Journal of the American Geriatrics Society, 63*(2), 351-357.

10. Huang, C.-Y., Wu, M.-Y., Chang, C.-L., Liao, Y.-C., Chen, Y.-Y., Lin, W.-C., & Yen, H.-R. (2021). Coprescription Trends in Western Medicine, Chinese Herbal Medicine and Dental Medicine among Older Adults in Taiwan from 1997 to 2013. *Complementary Therapies in Medicine, 63*, 102782.

11. Huang, C. Y., Tsai, Y. T., Lai, J. N., & Hsu, F. L. (2013). Prescription Pattern of Chinese Herbal Products for Diabetes Mellitus in Taiwan: A Population-based Study. Evidence-based Complementary and Alternative Medicine: eCAM, 2013, 201329.

12. Huang, K. C., Su, Y. C., Sun, M. F., & Huang, S. T. (2018). Chinese Herbal Medicine Improves the Long-Term Survival Rate of Patients With Chronic Kidney Disease in Taiwan: A Nationwide Retrospective Population-Based Cohort Study. *Frontiers in Pharmacology, 9*, 1117.

13. Hung, C.-T., Kuo, T.-A., Lee, J.-L., Chen, W.-Y., Huang, K.-H., & Shih, Y.-W. (2010). 老年人於全民健康保險中醫門診醫療服務之利用分析. 臺灣老人保健學刊, 6(2).

14. Hung, Y. C., Cheng, Y. C., Muo, C. H., Chiu, H. E., Liu, C. T., & Hu, W. L. (2016). Adjuvant Chinese Herbal Products for Preventing Ischemic Stroke in Patients with Atrial Fibrillation. *PloS One, 11*(7), e0159333.

15. Hung, Y.-C., Tseng, Y.-J., Hu, W.-L., Chen, H.-J., Li, T.-C., Tsai, P.-Y., & Su, F.-Y. (2015). Demographic and Prescribing Patterns of Chinese Herbal Products for Individualized Therapy for Ischemic Heart Disease in Taiwan: Population-based Study. *PloS One, 10*(8), e0137058.

16. Kang, J.-T., Lee, C.-F., Chen, C.-F., & Chou, P. (1995). 單複向求診行為的相關因素之探討. [The Factors Related to the Patient's Choice of Medical Service-Single Ordual Approach]. 中醫藥雜誌, 6(3), 175-186.

17. Kim, K. H., Go, H.-Y., Lee, J. A., Choi, J., Park, S., Lee, M. S., & Ko, S.-G. (2016). The Effect of Dangguijagyag-san on Mild Cognitive Impairment. *The Journal of Alternative and Complementary Medicine, 22*(7), 509-514.

18. Kwon, Y.-J., Son, D.-H., Chung, T.-H., & Lee, Y.-J. (2020). A Review of the Pharmacological Efficacy and Safety of Licorice Root from Corroborative Clinical Trial Findings. *Journal of Medicinal Food, 23*(1), 12-20.

19. Lai, C.-Y., Chiang, J.-H., Lin, J.-G., Yen, H.-R., Tu, C.-H., & Chen, Y.-H. (2018). Chinese Herbal Medicine Reduced the Risk of Stroke in Patients with Parkinson's Disease: A Population-based Retrospective Cohort Study from Taiwan. *PloS One, 13*(9), e0203473.

20. Lai, M.-N., Wang, S.-M., Chen, P.-C., Chen, Y.-Y., & Wang, J.-D. (2010). Population-based Case–control Study of Chinese Herbal Products Containing Aristolochic Acid and Urinary Tract Cancer Risk. *Journal of the National Cancer Institute, 102*(3), 179-186.

21. Liao, H. L., Ma, T. C., Li, Y. C., Chen, J. T., & Chang, Y. S. (2010). Concurrent Use of Corticosteroids with Licorice-Containing TCM Preparations in Taiwan: A National Health Insurance Database Study. *Journal of Alternative and Complementary Medicine, 16*(5), 539-544.

22. Lim, J. W., Chee, S. X., Wong, W. J., He, Q. L., & Lau, T. C. (2018). Traditional Chinese Medicine: Herb-drug Interactions with Aspirin. *Singapore Medical Journal, 59*(5), 230.

23. Lin, C.-l., Lin, S.-C., Hsu, F.-L., & Tsai, T.-H. (2005). 中草藥安全性問題探討. *Medicine Today* (385), 921-926.

24. Lin, S.-K., Tsai, Y.-T., Lai, J.-N., & Wu, C.-T. (2015). Demographic and Medication Characteristics of Traditional Chinese Medicine Users among Dementia Patients in Taiwan: A Nationwide Database Study. *Journal of Ethnopharmacology, 161*, 108-115.

25. Organization, W. H. (2012). *Guideline: Potassium Intake for Adults and Children*. World Health Organization.

26. Pan, X., Zhou, J., Chen, Y., Xie, X., Rao, C., Liang, J., & Peng, C. (2020). Classification, Hepatotoxic Mechanisms, and Targets of the Risk Ingredients in Traditional Chinese Medicine-induced Liver Injury. *Toxicology Letters, 323*, 48-56.

27. LShih, C.-C., Huang, L.-H., Yeh, C.-C., Lane, H.-L., Hsieh, C.-J., Tsai, C.-C., & Liao, C.-C. (2017). The Prevalence, Characteristics, and Factors Associated with Purchasing Chinese Herbal Medicine among Adults in Taiwan. *BMC Complementary and Alternative Medicine, 17*(1), 1-7.

28. Shu-Hsi, H. (2018). Correlations among Self-rated Health, Chronic Disease, and Healthcare Utilization in Widowed Older Adults in Taiwan. *Journal of Nursing Research, 26*(5), 308-315.

29. Tsai, H. H., Lin, H. W., Lu, Y. H., Chen, Y. L., & Mahady, G. B. (2013). A Review of Potential Harmful Interactions between Anticoagulant/ Antiplatelet Agents and Chinese Herbal Medicines. *Plos One, 8*(5).

30. Tsai, Y.-F., Wei, S.-L., Lin, Y.-P., & Chien, C.-C. (2005). Depressive

Symptoms, Pain Experiences, and Pain Management Strategies among Residents of Taiwanese Public Elder Care Homes. *Journal of Pain and Symptom Management, 30*(1), 63-69.

31. Vanherweghem, J.-L., Tielemans, C., Abramowicz, D., Depierreux, M., Vanhaelen-Fastre, R., Vanhaelen, M., & Verbeelen, D. (1993). Rapidly Progressive Interstitial Renal Fibrosis in Young Women: Association with Slimming Regimen Including Chinese Herbs. *The Lancet, 341*(8842), 387-391.

32. Wu, M.-Y., Lee, Y.-C., Lin, C.-L., Huang, M.-C., Sun, M.-F., & Yen, H.-R. (2018). Trends in Use of Acupuncture among Adults in Taiwan from 2002 to 2011: A Nationwide Population-based Study. *PloS One, 13*(4), e0195490.

33. Yang, H.-Y., Chen, P.-C., & Wang, J.-D. (2014). Chinese Herbs Containing Aristolochic Acid Associated with Renal Failure and Urothelial Carcinoma: A Review from Epidemiologic Observations to Causal Inference. *BioMed Research International, 2014.*

34. Yang, P.-R., Liang, H.-F., Chu, Y.-H., Chen, P.-C., & Lin, Y.-Y. (2015). Frequencies and Prescription Patterns of Traditional Chinese Medicine Use among Elderly Patients in Taiwan: A Population-based Study. *Journal of Ethnopharmacology, 169*, 328-334.

35. Yeh, M.-L., Chiu, W.-L., Wang, Y.-J., & Lo, C. (2017). An Investigation of the Use of Traditional Chinese Medicine and Complementary and Alternative Medicine in Stroke Patients. *Holistic Nursing Practice, 31*(6), 400-407.

36. Yeh, M.-L., Lin, K.-C., Chen, H.-H., Wang, Y.-J., & Huang, Y.-C. (2015). Use of Traditional Medicine and Complementary and Alternative

Medicine in Taiwan: A Multilevel Analysis. *Holistic Nursing Practice, 29*(2), 87-95.

37. 張永勳、何玉鈴 (2015)。**臺灣市售易混淆中藥鑑別圖鑑**。行政院衛生福利部中醫藥司。

38. 順天醫藥（編）(2000)。中藥的安全性——鉀離子含量。財團法人台灣必安研究所。原載**順天醫藥**，第14期，民國99年3月。

39. 含馬兜鈴酸的中藥材早已全面禁用，衛生福利部與中藥業界共同為民眾用藥安全把關（2013年8月9日）。**衛生福利部**。取自https://www.mohw.gov.tw/cp-3215-23043-1.html

40. 衛生福利部臺灣中藥典第三版編輯工作小組（2018）。**臺灣中藥典衛**。行政院衛生福利部。

第六章
高齡者如何正確選購保健食品與相關注意事項

顏佐樺醫師
聯安預防醫學機構聯欣診所副院長

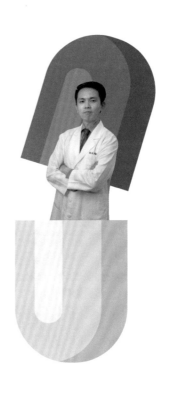

 課程影片

1. 掃瞄QR Code
2. 進入國立成功大學線上學習平台
   https://www.nlearning.ncku.edu.tw/nlearning/
3. 登入／註冊（未註冊者請先註冊加入會員）
4. 首頁→醫療→高齡長者用藥與飲食保健自我照
   顧課程→第六週：如何正確選購保健食品及注
   意食用之方法

第一節　台灣保健食品使用概況

　　本章節分析台灣保健食品使用概況、認識保健食品及台灣保健食品的使用現況、以及哪些情況下適合補充保健食品。

6.1.1 保健食品之定義

　　保健食品為含有特定成分並具調節生 機能或可發揮保健功效之食品（盧訓、許瑞瑱，2005），於台灣分成四大類：

一、第一類：特殊營養食品，因應特殊狀況補充營養之食品，例如長輩或手術病人補充安素、葡勝鈉等。

二、第二類：機能食品類，具特殊生理好處的食品，包括運動飲料，燕麥片等。

三、第三類：膳食補充食品，例如維生素C、鋅、礦物質，綜合維他命、魚油等。

四、第四類：健康食品，具保健或機能性訴求的食品，且須具有實質科學證據，非屬治療、矯正人類疾病的醫療效能為目的之食品，並通過衛福部認證，有綠巨人（小綠人）標章的食品（圖6-1-1）。

特殊營養食品
(Specific Nutrient Foods)
－因應特殊生理狀況需求之食品。
－安素、葡勝鈉等。

機能性食品
(Functional Foods)
－具特殊生理機能的食品。
－運動飲料、燕麥片、優格等。

膳食補充食品
(Dietary Supplement Foods)
－補充營養素或具有調節特殊
生理機能訴求之非傳統食用
形態之膠囊或錠狀食品。
－綜合維他命、魚油、益生菌等。

健康食品
(Health Foods)
－取得「健康食品」認證的食品。
「小綠人」標章。

（健康食品　衛部健食字第A000000號）

● 圖6-1-1　保健食品四大類

6.1.2 台灣高齡者服用保健食品的概況

目前台灣成年人調查有30-50%的人，是有規律服用保健食品類，成年人第一名是綜合維他命，再來是B群、鈣片，高齡者第一名是維骨力、葡萄糖胺，綜合維他命、鈣片、魚油、B群等（Lin, Lin, Kao, Yang, & Pan, 2011）。以銷售量來看，乳酸菌、益生菌類產品，銷售量是台灣第一名，一年的銷售量是43億台幣，樟芝、消化酵素、草本複方、膠原蛋白、靈芝、綜合維他命、都是最常會購買的保健食品種類（圖6-1-2）（《健康遠見》，2015）。

根據1999與2007年進行之兩次「台灣地區中老年身心社會生活狀況長期追蹤調查」資料，老年人口中，女性、教育程度高者、經濟滿意度高者與健康生活型態佳者（會運動者、無抽菸、沒有吃檳榔者、會進行健康檢查者）服用保健食品情形較高（張家蓉、董和銳，2011）。

健康遠見調查發現，消費者在保健食品選購上，重視是否有效、是否有親朋好友服用過、是否有好的經驗以及品牌與價格（圖6-1-3）（《健康遠見》，2015）。

6.1.3 保健食品主要購買場所

2015年遠見雜誌調查發現，其實很多人在服用保健食品，長輩們大部分都是從藥局、藥妝店購買，有兩成是從量販店或直銷管道，醫療院所購買的反而只有一成多，目前網路銷售也慢慢增加超市、電視購物、親友及國外代購（圖6-1-4）。

6.1.4 使用保健食品或輔助療法的病人之想法

即使自己沒有服用，服務的病人或家屬可能都有在使用保健食品，調查發現有三到五成的台灣人都有在使用（丁志音，2002-2003）。有四到七成的人有規律地服用，但不一定會跟醫師討論，其中有六成的人覺得是

醫師沒有問，或醫師不需要知道，還有少部分的人覺得醫師不會了解，甚至會反對服用保健食品類（圖6-1-5）（Eisenberg et al., 2001）。因此醫護人員、主要照顧者，可以透過一些方式去了解，然後提供病人、長輩完整的訊息。

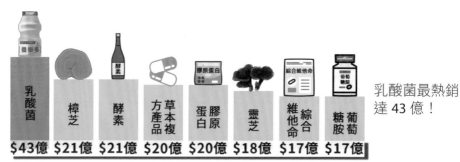

乳酸菌 $43億　樟芝 $21億　酵素 $21億　方產品草本複 $20億　蛋白原膠 $20億　靈芝 $18億　維他命綜合 $17億　糖葡胺萄 $17億

乳酸菌最熱銷達 43 億！

資料來源：《健康遠見》，2015。

● 圖6-1-2　台灣成年人服用保健食品的種類及銷量

42.9	產品功效	32.7	成分劑量
40.8	親朋好友實用的經驗	23.4	政府認證
38	品牌	23	專業人士推薦
37.7	價格	16.7	產地

產品功效是最重要考慮因素

● 圖6-1-3　產品功效

61.4	藥妝店、藥局	10.9	網路商店
26.6	直銷	6.6	超市如頂好、全聯
24.9	量販店如家樂福、好市多	5	電視購物
11.2	醫療、院所	4.2	國外買的

藥妝店、藥局是民眾購買主要場所

● 圖6-1-4　保健食品主要購買場所

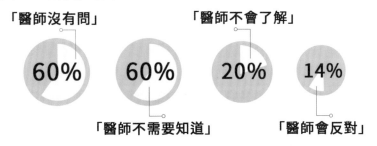

四至七成使用保健食品或輔助療法的病人不會告訴醫師

「醫師沒有問」　　　　　　　　　「醫師不會了解」

60%　　　60%　　　20%　　　14%

「醫師不需要知道」　　　　　　「醫師會反對」

● 圖6-1-5　使用保健食品或輔助療法的病人

6.1.5 保健食品的安全及效果

　　醫師在選用保健食品時，會考量產品是否有效、是否安全；假設是有效、安全的，會建議使用，如果又沒效、又不安全，就要建議不使用，或考慮有沒有其他替代方案（圖6-1-6）。比較困難的情境是如果有效，但是可能不安全；以藥物為例，例如化療藥物、抗生素，有很多副作用，但是效果很好，醫師會小心的監測、定期的追蹤。假設是安全，但是沒有效，或是不知道有沒有效，可以採取容忍的態度，意思是醫師不會主動推薦病人使用此保健食品，但在可允許的安全範圍內容忍病人使用。

　　有許多保健食品可能沒有較強而有力的證據顯示有效，但是被認為是安全的，這類保健食品類是可以允許長輩使用（Kemper & Cohen, 2004）。接下來的幾個單元，也會討論在服用狀況下，要注意的事項。

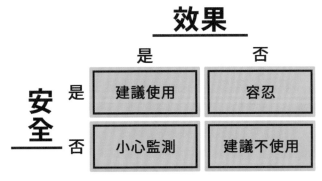

● 圖6-1-6　保健食品的安全及效果的考量

167

6.1.6 長輩是否需補充保健食品

長輩有沒有需要吃保健食品呢？這是很多人在討論的議題，正反方持有不一樣的意見。

不該吃的原因，包括：

1. 足夠足量均衡飲食下，可以攝取到所需要的營養素。
2. 大部分保健食品還沒有證據顯示補充後能夠有效預防、甚至治療疾病症狀。
3. 保健食品價格不便宜。
4. 保健食品是無法取代均衡飲食。

支持保健食品的正方也會提出意見：

1. 營養素缺乏很普遍，例如台灣普查中，大部分人的維生素D、鈣、鎂，這幾個礦物質吸收及攝取量是相對不足；因此吸收不好、外食者可以透過保健食品補充，補足這些缺口。
2. 有些保健食品對某些人已經有證據有效，例如懷孕婦女要補充葉酸，已有證據對胎兒是有幫助。
3. 保健食品劑量相較於食物裡，所攝取的劑量高一點，可以確保能夠得到想補充的營養素。
4. 不是每個人都能夠均衡飲食，例如外食，或受食物選擇較有限，可以透過保健食品類來補充（表6-1-1）。

正確補充是很重要的，特定族群如果補充有缺乏的營養時，就可以預防疾病產生，但是假設不是營養缺乏的族群，某個特定的營養素補充得太多，不但浪費可能還是有害。因此，還是要評估飲食攝取量，選擇補充不足的營養素（圖6-1-7）。

表6-1-1　是否需補充保健食品

不該吃的原因	該吃的原因
均衡飲食即可提供所需的營養素	降低營養素不足的風險
大部分保健食品未有證據顯示能改善或預防疾病	有些保健食品有改善或預防特定疾病症狀
保健食品太貴，亂吃反而會傷身	較能吃到保健效果的劑量
保健食品無法取代健康飲食習慣	對忙碌、壓力大、飲食不均者是方便的選擇

特定族群　可能可以預防疾病

補對很重要

非營養缺乏族群　可能過度攝取，浪費且有害

因此，先評估，盡可能從食物攝取

● 圖6-1-7　是否需補充保健食品

6.1.7 特殊族群營養補充

　　有一些特殊的族群可能會有營養素缺乏的風險，適合考慮補充某些營養素。舉例，骨質疏鬆的長輩可以補充鈣、鎂、維生素D，如果高齡者有在服用降血糖藥物，例如Metformin、胃酸阻斷劑、氫離子阻斷劑，這些會影響維生素維生素B12、鎂等營養素的吸收，可以服用綜合維他命來確保不會缺乏（Mohn, Kern, Saltzman, Mitmesser, & McKay, 2018）。另外飲酒者的B群攝取需求相對高；而依照過去臨床研究，偏頭痛者則可以考慮補充鎂、維生素B2、輔酶Q10預防偏頭痛發生（Gaul, Diener, & Danesch, 2015）；手術前後的病人可以多攝取復原所需的維生素C、鋅。

這些特殊族群可以透過服用以上的營養素來達到預防疾病症狀的效果（表6-1-2）。

　　另外，綜合維他命為維生素、礦物質的複方，好處是每種維生素都會有一點，但劑量不會過高，用意是補足飲食中補充、攝取不夠的缺口，例如外食族、育齡婦女、50歲以上長期服藥者，還有可能會有B12缺乏的素食者，都可以考慮補充綜合維他命（圖6-1-8）。

表6-1-2　特殊族群營養補充

特殊族群	可補充營養素
孕婦、哺乳中	葉酸、維生素D、鐵
骨質疏鬆	鈣、鎂、維生素D
藥物可能影響吸收： 氫離子阻斷劑、血糖藥（Metformin）	維生素B12、鈣、鎂
經常飲酒者	B群、鎂、鋅
偏頭痛	鎂、維生素B2、輔酶Q10
手術後、傷口復原	維生素C、鋅

   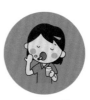 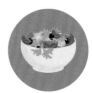

外食族　　**育齡婦女**　　**50歲以上**　　**長期服藥**　　**素食者**

●圖6-1-8　可考慮補充綜合維他命的族群

第二節　如何聰明選購保健食品

本節透過保健食品五個最常見的迷思，提供選購時五個最大的原則（圖6-2-1）。

6.2.1 迷思一：保健食品取代藥物／健康飲食

第一個迷思，是有些人會覺得，保健食品能夠取代藥物、均衡健康飲食。其實，保健食品雖然在某些情況下有療效，但是大部分無法取代藥物。少數保健食品療效與藥物相近，例如紅麴可以降低膽固醇，與降膽固醇他汀類藥物成分很相近。另外Omega-3魚油有證據能夠降低三酸甘油酯、膽固醇，因此劑量足夠時也與藥物很相近。所以保健食品有時候有藥物療效，但是大部分無法取代藥品與均衡飲食。

6.2.2 迷思二：天然就無害，而且最好

第二個迷思，是保健食品是天然的，多吃也沒關係，不會傷害身體。但其實保健食品跟某些藥物存在交互作用，沒有留意可能會影響藥物吸收、藥物療效。例如紅麴有降膽固醇療效，跟降膽固醇藥物一樣，當劑量吃到比較高時，需肝臟代謝，肝臟功能不好者要避免服用紅麴或紅麴保健食品。另外，天然也不一定就好吸收，有些食物的營養成分經過一些加工的程序後，身體吸收利用效果不一定比天然差，甚至反而比較好。所以天然可能聽起來比較好、比較安全，但是不是每個營養素或保健食品，是能夠這樣看待。

6.2.3 迷思三：期望迅速見效

第三個迷思，有些人會認為補充保健食品，期待非常快就會有效果。無論是營養素的觀察型研究或臨床試驗，很多都是追蹤一段時間，才發現對疾病的預防、症狀治療效果，大部分都不是短期、一週、兩週，甚

至數個月內就有效。更何況很多營養素的補充是預防慢性疾病,所以身體不會有感覺,因此在選購營養素時,也不能因為沒有立即身體反應,就覺得沒效果。

6.2.4 迷思四:保健食品皆沒效

第四個迷思,保健食品都沒效果。其實在特定族群,如果補充對的維生素、礦物質、營養素是非常有效。開發中的國家中,維生素A的缺乏仍常見,若能有效提供維生素A補充,能有效預防改善夜盲症。維生素B12、B6、葉酸等B群,能預防同半胱氨酸過高,預防心血管疾病。曾有臨床試驗顯示每日補充400毫克B2、600毫克鎂及150毫克Q10,能減少偏頭痛發作的次數及嚴重程度(Gaul et al., 2015)。因此,有些營養素在特定劑量、正確族群使用下,其實還是有其療效。

6.2.5 迷思五:吃得越多越好

最後一個迷思就是保健食品吃越多越好。維生素、礦物質大部分都有攝取上限,當超過這個劑量時,可能會產生不良反應。同時服用各式各樣營養保健食品類,可能會重複攝取某個維生素,太多可能沒辦法吸收,就會造成胃、腸胃、膽、肝、腎臟的負擔。保健食品跟藥物也可能存在有交互作用,服用時仍須留意。

保健食品五個最常見的迷思

▦ 迷思一：保健食品取代藥物 / 健康飲食

保健食品雖有療效，但不一定能取代藥物

紅麴	Omega3 魚油
降膽固醇	降三酸甘油脂

▦ 迷思二：天然就無害，而且最好

- ・保健食品與藥物間可能存在交互作用
- ・天然成分不一定就安全
- ・天然成分劑量不一定足夠
- ・天然成分就好吸收

▦ 迷思三：期望迅速見效

▦ 迷思四：保健食品皆沒效

維生素A	葉酸
預防夜盲症	降低新生兒神經管缺陷發生率

維生素B12	鎂及維生素B6
預防高同半胱氨酸症	預防偏頭痛

▦ 迷思五：吃得越多越好

- ・長期超過攝取上限可能導致不良反應
- ・同時服用多種複方產品：重複攝取營養素
- ・無法吸收：造成肝腎腸胃負擔/浪費保健
- ・食品間也可能存在交互作用

● 圖6-2-1　保健食品五個最常見的迷思

如何聰明選擇保健食品，以下提供五個原則（圖6-2-2，圖6-2-3，圖6-2-4）：

6.2.6 原則一：視需求選擇服用

第一個原則是要先了解是因為什麼需求而選擇服用保健食品。舉例，素食者可能會缺乏B12，要補充B12、肌少症要多補充好吸收的蛋白質、缺鐵要補鐵、吸收不良者可補充綜合維生素複方、經常服用抗生素可能打亂腸道好菌，可以服用益生菌。所以先考量需求，再選擇要服用的保健食品。

6.2.7 原則二：注意交互作用

第二個原則是，要確認藥物與保健食品間的交互作用，也盡可能與醫師、藥師、營養師討論。例如維生素K與抗凝血劑有共同作用，會讓凝血功能變差，會有瘀青、出血的風險。紅麴成分與降膽固醇藥類似，不能同時服用。另外鈣、鎂等礦物質會影響甲狀腺素吸收，所以不能同時服用，否則甲狀腺素吸收就會差。

6.2.8 原則三：不同形式，生物可利用性差異大

第三個原則是同一個維生素、礦物質存在不同形式，形式會影響吸收與身體利用。例如市面上可以買到鈣補充食品，成分可能是碳酸鈣、檸檬酸鈣、蘋果酸鈣等，但是碳酸鈣不好吸收，容易引起便秘，甚至腸胃不好吃完就有噁心感，尤其長輩因為胃酸相對比年輕人少，要選擇比較好吸收的形式，如檸檬酸鈣、氨基酸螯合鈣、乳酸鈣等，才能確認會被吸收、被身體利用。

6.2.9 原則四：留意劑量、添加物

第四個原則是注意劑量以及是否含有其他添加物。劑量是相當重

要，一般開立藥物都會注意劑量，所以保健食品也不能過量。確認成分有沒有防腐劑，色素等人工添加物，避免攝取過多的添加物。

6.2.10 原則五：產品來源及保障

最後一個原則就是留意產品來源，當然國家級、世界級認證能夠多一份保障，確認產品是有經過認證，有明確的營養標示，不買來源不明的營養保健食品類，要注意保存的方式、保存期限。

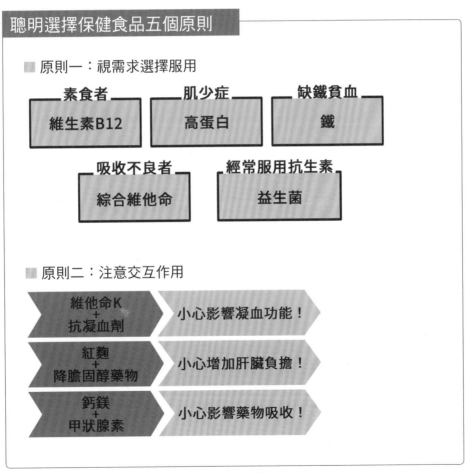

● 圖6-2-2 聰明選擇保健食品五個原則-1

聰明選擇保健食品五個原則

■ 原則三：不同形式，生物可利用性差異大

	較好型式	較差型式
維生素A	視黃醇乙酸酯（retinyl acetate）、維生素A乙酸酯（vitamin A acetate）	視黃醇棕櫚酸酯（retinyl palmitate）、維生素A棕櫚酸酯（vitamin A palmitate）
葉酸	活性葉酸L-methylfolate或5-methyltetrahydrofolate（5-MTHF）	一般葉酸（Folic acid）
維生素B12	活性B12甲鈷胺（Methylcobalamin）	一般B12氰鈷胺（Cyanocobalamin）
維生素D	維生素D3（膽鈣化醇Cholecalciferol）	維生素D2（鈣化醇Ergocalciferol）
維生素E	d-α-生育酚（d-alpha tocopherol）、生育酚及生育三烯酚混合物（mixed tocopherols and tocotrienols）	dl-α-生育酚（dl-alpha tocopherol）、dl-α-生育酚乙酸脂（dl-alpha tocopheryl acetate）
維生素K	K1（phylloquinone /phytonadione）、K2（menaquinone）	K3（menadione）
鈣	檸檬酸鈣（Calcium citrate）、蘋果酸鈣（Calcium malate）、葡萄糖酸鈣（Calcium gluconate）、乳酸鈣（Calcium lactate）	碳酸鈣（Calcium carbonate）
鎂	蘋果酸鎂（Magnesium malate）、甘氨酸鎂（Magnesium glycinate）、螯合鎂（Magnesium chelate）、檸檬酸鎂（Magnesium citrate）	氧化鎂（Magnesium oxide）

■ 原則四：留意劑量、添加物

· 需達目標劑量，卻小心不過量
· 看清成分表示、遠離不必要之添加物

● 圖6-2-3　聰明選擇保健食品五個原則-2

聰明選擇保健食品五個原則

■ **原則五：產品來源及保障**

- 安全第一優先（國外製造不一定就是好）
  - 重金屬 SGS 檢驗、歐盟食品安全局 EFSA、美國 NSF 食品、GMP 認證、清真 Halal 認證、猶太 Kosher 認證
- 明確的營養標示
- 保存方式、包裝、期限
- 大廠牌
- 不買來路不明、小心網購陷阱

● 圖6-2-4　聰明選擇保健食品五個原則-3

第三節　認識保健食品之營養標示

本章節要介紹保健食品的營養標示、成分，以及如何選擇不同的服用型態。

6.3.1 保健食品四大類之一 - 健康食品

健康食品裡有小綠人標章，小綠人標章是一個特殊標章，要經衛福部認證才能夠頒發（圖6-1-1）。

6.3.2 衛福部公告的13項健康食品保健功能

衛福部公告13項保健食品的保健療效，要符合13項的其中一項，提供證據、文獻才能夠得到保健食品標章（表6-3-1）。

目前台灣有數千個產品有這種標章，有標章的產品不一定就比較好，只是代表有證據支持其療效，提供消費者選購上的一個保障（圖6-3-1）。據顯示療效，所以可以主張療效而已，不代表其他的產品沒有效。

6.3.3 營養標示

一般保健食品都會有營養標示，營養標示裡包含一次的份量是多少。圖中（圖6-3-2）看到的這個產品，一次的份量是一錠，服用後會攝取到標示中的營養素。每個產品的份量不一定，可能是要服用好幾個錠，好幾個膠囊才可以獲得標示中的劑量。所以如果建議劑量是兩錠，但只有服用一錠，我們攝取劑量就會減半。每日參考百分比則是一天的建議攝取量裡，在這個產品可以提供多少的劑量。

表6-3-1　衛福部公告的13項健康食品保健功能

1. 改善胃腸功能	8. 促進鐵吸收功能
2. 改善骨質疏鬆功能	9. 輔助調節血壓功能
3. 牙齒保健功能	10. 不易形成體脂肪功能
4. 免疫調節功能	11. 輔助調整過敏體質功能
5. 護肝功能	12. 調節血糖功能
6. 抗疲勞功能	13. 調節血脂功能
7. 延緩衰老功能	

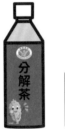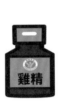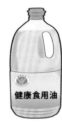

● 圖6-3-1　有健康食品標章的產品

健康食品之營養標示範例

營　養　標　示		
每一份量一錠	本包裝含120份(一日勿超過一錠)	
	每份	每日參考值百分比
維生素A	860微克	123%
維生素B	4.6毫克	329%
維生素B2	4.6毫克	288%
維生素B6	6毫克	375%
維生素B12	25微克	1042%
維生素C	150毫克	150%
維生素D3	10微克	100%
維生素E	55毫克	423%
維生素K1	50微克	42%
菸鹼素	16毫克	89%

份量　劑量

每日參考值百分比

成　份	成份

碳酸鈣95%(碳酸鈣、麥芽糊精)，抗壞血酸(維生素C)97%(維生素C、羥丙基甲基纖維素)，氧化鎂，為結晶狀纖維素，蠟酸dl-α-生育醇脂(維生素E)50%(維生素E、麥芽糊精、辛烯基丁二酸鈉澱粉、二氧化矽)，聚乙烯聚吡咯烷酮，羥丙基甲基纖維素，葉黃素5%(明膠、蔗糖)、玉米澱粉、水、葉黃素、磷酸鈣、維生素E、抗壞血酸鈉、抗壞血酸棕櫚酸酯)

● 圖6-3-2　健康食品之營養標示

6.3.4 每日參考值

建議攝取量，英文稱為RDA（recommended daily allowance），RDA指的是如果有攝取到這個的量，就比較不會因不足、缺乏而引起症狀與疾病，所以每一個人都要吃超過RDA的劑量。

另外一種表示方式是EAR（estimated average requirement），平均需求量。不是每一個維生素都有經過這麼多的研究，能夠明確訂定攝取多少才能夠有預防疾病效果，所以有一些營養素則利用EAR來取代RDA。圖中另一個數值稱為上限攝取量（upper limit, UL），如果服用超過上限攝取量，可能就會有引起副作用。

RDA可以想成每天最低一定要吃到的量，上限攝取量UL就是每天最多不能超過。有些營養素的攝取範圍可以非常寬，有些營養素很窄，很窄的營養素就要小心不要吃過量，很寬的似乎怎麼吃都不太容易過量。產品營養標示表中會有一項每日的攝取百分比，意思就是服用此產品，所攝取的營養佔每天所需的百分比（圖6-3-3）。

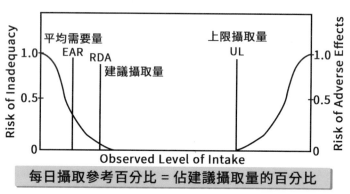

● 圖6-3-3　每日建議攝取量之參考值

舉個例子，營養素每日的建議攝取量，維生素A是700微克，B12是2.4毫克（表6-3-2）。以這個產品（圖6-3-2）維生素A是860微克，所以超過每日的建議攝取量700微克，代表只要有吃這個綜合維他命，當天的

維生素A攝取是足夠的，已經達到123%的建議攝取量，但有沒有過量就要看是否超過攝取上限。

　　維生素A上限是3000微克，所以怎麼吃都不能超過3000微克，3000微克是每日攝取百分比4.29倍，所以維生素A相對是比較窄的一種維生素，如果不小心很容易吃過量。B12建議攝取量是2.4微克，可是上限是1000微克，所以可以吃到416倍，比建議攝取量多出416倍，是一個相對不容易吃過量的維生素（表6-3-2）。從這個產品就可以看到B12是25微克，佔每日的參考百分比1042%（10.42倍）。看到1042%也不用太慌張，因為B12要到416倍時才會過量（表6-3-2）。

表6-3-2　降血脂藥物種類比較

營養素	每日建議攝取（RDA）	上限	攝取上限佔每日建議百分比
維生素A	700微克	3000微克RE	429%
維生素B1	1.4毫克	50毫克	3671%
維生素B2	1.6毫克	100毫克	6250%
維生素B6	1.6毫克	80毫克	5000%
維生素B12	2.4微克	1000微克	41667%
維生素C	1000毫克	1000毫克	1000%
維生素D	10微克	20微克	200%
維生素E	13毫克a-TE	268毫克a-TE	2062%
維生素K	120微克	500微克	417%
菸鹼素	18毫克NE	100毫克NE	556%
葉酸	400微克	800微克	200%
泛酸	5毫克	500毫克	10000%

　　所以很重要的公式是建議攝取量，扣除飲食裡攝取的已經吃到的一些營養素，就是要從保健食品額外補充的部分，可以多但是不要超過上限（圖6-3-4）。

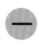 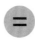

● 圖6-3-4　計算攝取量之公式

6.3.5 維生素和礦物質攝取過多會怎樣？

超過攝取上限可能引起副作用，產生一些不良的結果，例如維生素C如果吃過量，容易會產生腎結石，可能會造成腸胃道的症狀。一些脂溶性的維生素，例如維生素A、維生素D、維生素E，因為比較不易由身體排出，過量就會增加疾病、癌症、高血鈣等副作用（圖6-3-5）。

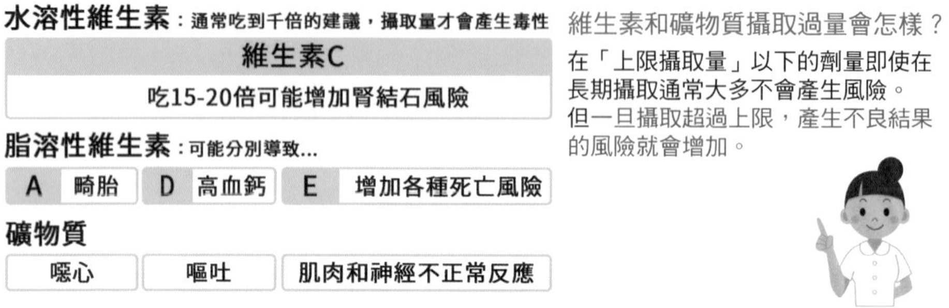

水溶性維生素：通常吃到千倍的建議，攝取量才會產生毒性

維生素C
吃15-20倍可能增加腎結石風險

脂溶性維生素：可能分別導致…

| A | 畸胎 | D | 高血鈣 | E | 增加各種死亡風險 |

礦物質

| 噁心 | 嘔吐 | 肌肉和神經不正常反應 |

維生素和礦物質攝取過量會怎樣？在「上限攝取量」以下的劑量即使在長期攝取通常大多不會產生風險。但一旦攝取超過上限，產生不良結果的風險就會增加。

● 圖6-3-5　維生素和礦物質攝取過多會怎樣？

6.3.6 營養素以外的保健食品

有一些的營養機能食品可能是含植化素或草本萃取，例如紅麴、白藜蘆醇、膠原蛋白等，就不會列在剛剛提到的建議攝取量，這種產品的大原則是，不要超過產品所標示的建議攝取量，如果自己或長輩在服用時，盡可能要確定所服用的不同保健食品類裡沒有共同的成分，不然就會容易超過。若有疑惑適當請教醫師、營養師或藥師（表6-3-3）。

表6-3-3　營養素以外的保健食品

草本萃取物、機能食品
・　不要超過標示的建議攝取量
・　小心重複服用相同成分
・　有疑惑時請教醫師、營養師、藥師

6.3.7 除了成分還須注意什麼？

　　成分劑量外也要注意否添加糖、甜味劑、人工色素、香精，賦形劑等。舉例，糖尿病者就不適合大量服用額外添加糖的機能食品、保健食品，另外也須注意保存期限及保存方式。

6.3.8 服用型態各有千秋

　　保健食品裡會有不同的服用型態，型態各有優缺點，常吃到的是錠劑、膠囊，錠劑能夠壓成一個錠狀，所以劑量可以比較高，不需吞很多顆，但對消化不好者，可能不好分解。膠囊比較沒有味道，也有阻隔氧氣的效果，但是可能要吞很多顆才達到有效劑量。液態與粉狀比較好服用，可是保存就要特別留意，因為粉狀容易受潮而液態保健食品除非加入防腐劑，不然保存期限也無法太長，為了改善口感也可能也會添加甜味劑。服用型態各有優缺點，要按照個人的喜好與需求做選擇（表6-3-4）。

表6-3-4　保健食品服用型態之優缺點

	優點	缺點
錠狀	掩蓋味道 可做成緩釋型 可能可撥半	可能不好吞服不一定很好分解
膠囊	掩蓋味道 避光、阻隔氧氣能力好	可能不好吞服 用量多時，可能顆數較多
粉狀	好服用，適合消化功能差者 較易達高劑量	容易受潮可能添加防腐劑 為了口感，可能添加甜味劑
液態	好服用，適合消化功能差者 較易達高劑量	容易腐敗可能添加防腐劑 為了口感，可能添加甜味劑

第四節　高齡者之熱門保健食品

本章節要介紹高齡者常見、買的到或會服用的四大熱門保健食品，鈣、維生素D、益生菌與Omega-3魚油。

6.4.1 鈣

衛生福利部國民健康署2005-2012年「國民營養健康狀況變遷調查」顯示，成年人鈣攝取不足率亦達八成以上，顯示國人鈣質攝取普遍不足。世界骨質疏鬆基金會統計發現50歲以上的人，三分之一女性跟五分之一男性，其實要積極做骨質疏鬆防治，不然到65歲以上時，可能會飽受骨質疏鬆帶來的症狀與醫療問題。

6.4.2 國人鈣攝取量

停經後的女性建議鈣每日攝取量為1,200毫克，男性則是1,000毫克。大於71歲的男生，美國骨質疏鬆基金協會建議是1,200毫克（圖6-4-1）（衛生福利部國民健康署，2005-2008；黃兆山、方耀凡、吳至行，2017）。

6.4.3 每日飲食鈣質估算方式

補充保健食品前，要先評估平常飲食鈣的攝取量。可以用300法則進行簡單的評估，因為每一份高鈣食物平均含300毫克鈣，如一杯牛奶、一份豆腐、豆干類、兩片乳酪，就是一份高鈣食物。從其他食物中也會攝取到約300毫克的鈣質。可以先評估每天攝取的鈣，不足再從保健食品補充。碳酸鈣不好吸收，長輩可以選擇較好吸收的檸檬酸鈣、蘋果酸鈣、葡萄糖酸鈣、乳酸鈣、氨基酸螯合鈣等（圖6-4-2）。

國人鈣攝取未達建議量

近所有國小、國中、
高中生、8成以上成年人

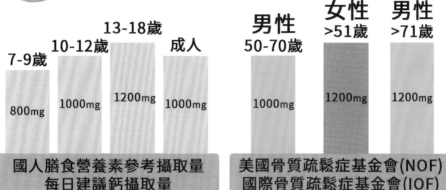

資料來源：衛生福利部國民健康署2005-2012年「國民營養健康狀況變遷調查」
2017台灣成人骨質疏鬆症防治之共識及指引。中華民國骨質疏鬆症學會彙編

● 圖6-4-1　國人鈣攝取量

每日飲食鈣質估算方式
（300法則）

一份高鈣食物
300mg

＋

其他食物來源
300mg

鈣質補充品的型態

檸檬酸鈣(Calcium citrate)
蘋果酸鈣(Calcium malate)
葡萄糖酸鈣(Calcium gluconate)
乳酸鈣(Calcium lactate)

不易吸收　碳酸鈣(Calcium carbonate)

● 圖6-4-2　每日飲食鈣質估算方式

6.4.4 維生素D

維生素D的生理功能包括促進鈣、磷、鉀離子吸收，並與維生素K共同維護正常骨代謝，若攝取量不足時會增加骨質流失量，降低骨密度，年老後較易發生骨折。維生素D主要是皮膚經日曬後將膽固醇轉換而成，但高齡者可能因為腸胃吸收功能差、慢性腎臟疾病、長期服用某些藥物、少曬太陽，因而造成維生素D不足風險相對高許多（Cosman et al., 2014）。2005-2008年台灣國民營養健康狀況變遷調查結果發現國人維生素D平均數僅為18.1ng/mL（正常值為30ng/mL以上）（衛生福利部國民健康署，2005-2008）。

美國骨質疏鬆症基金會（NOF）建議年齡50歲以下成人，每日應攝取400-800IU維生素D3，50歲以上成人每日攝取800-1,000IU維生素D3。然而，維生素D的吸收利用個別差異甚大，仍建議定期檢測血清濃度，以決定適用多少劑量的維生素D3來補充或維持該營養素的血中濃度（黃兆山、方耀凡、吳至行，2017）。

維生素D不足者建議每週補充50,000IU維生素D3（相當於每日約7,000IU），連續補充8-12週，定期檢測，並日後每日補充約1,500-2,000IU，使血清25（OH）D濃度達到標準值以上（>30ng/mL）。原發性甲狀腺功能亢進、慢性腎衰竭、肉芽腫性疾病等患者，需同時密切監控血鈣濃度，避免導致高血鈣症（Cosman et al., 2014）（圖6-4-3）。

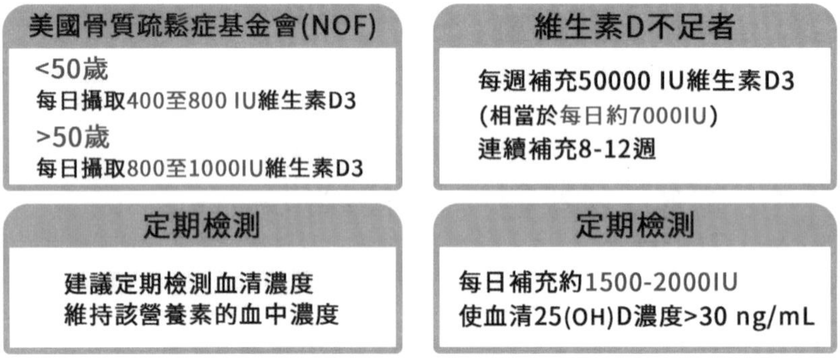

• 圖6-4-3　維生素D之建議攝取量

6.4.5 益生菌

益生菌是腸道裡的好菌，這些共生菌會保護腸道，會跟不好的菌有抗衡作用，協助進行食物代謝、營養維生素合成、增強免疫功能（圖6-4-4）。

腸道菌會隨著年齡改變，也會因為吃的食物、抗生素、生活習慣等，進而改變腸道菌（Ottman, Smidt, De Vos, & Belzer, 2012）。

6.4.6 益生菌選購原則

服用益生菌有兩大考量，一是菌種、二是劑量。腸道好菌種類非常多，有一些有經過實驗室研究證實，對某些症狀疾病是有預防效果，例如LGG菌跟LP33菌有研究顯示能改善過敏，而腸胃炎、腸躁症、預防抗生素引起的腹瀉，都有各自的菌株。如果以某個疾病或症狀的預防為出發點，選擇時就要選對的菌株。另外，大部分研究所使用的益生菌補充多在100億以上活菌，因此假設產品無法標示活菌數量有多少，或是活菌數可能比100億低很多，效果也許就沒那麼好。大部分從小朋友到高齡者，補充益生菌應該都不太有副作用，少部分免疫疾病，其免疫力低下的人，在服用前還是要請示醫師（圖6-4-5）。

6.4.7 Omega-3 魚油

油脂裡有分很多類型，其中一種多元不飽和脂肪酸是Omega-3。Omega-3有很多好處，也被譽為是抗發炎的油脂類，可以降低炎性反應、調節免疫功能。Omega-3之EPA（eicosapentenoic acid）、DHA（docosapentenoic acid）、ALA（alpha-linolenic acid）能維護大腦、心血管與視力，存在於深海魚、核桃、亞麻仁籽、奇亞籽等食物（圖6-4-6）。

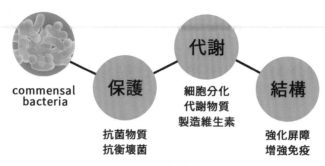

• 圖6-4-4　腸胃好菌的多種功能

菌種

過敏	腸胃炎	腸躁症	預防抗生素引起的腹瀉
LGG菌 LP33	LGG菌 乾酪乳桿菌 雷特氏B菌	布拉德菌 LGG菌 嗜乳桿菌 雙枝桿菌	LGG菌 龍根菌

劑量

■ 大部分至少活菌數達100億以上
■ 免疫疾病患者請示醫師

• 圖6-4-5　益生菌選購原則

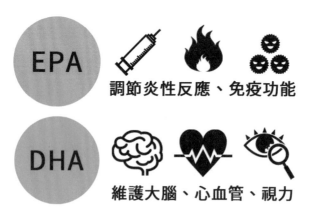

EPA 調節炎性反應、免疫功能

DHA 維護大腦、心血管、視力

• 圖6-4-6 Omega-3脂肪酸的好處

6.4.8 Omega-3 魚油選購考量

選擇補充魚油會有幾個考量，第一個是純度，因為深海魚的Omega-3含量高，所以很多的產品都是提煉自深海魚。可是，大型魚容易殘留重金屬，在環保考量上較建議選擇小型魚提煉出來的魚油。大型魚也有些廠商會經過提煉，採用蒸餾方式去除重金屬。在服用時也要考量劑量，Omega-3有效劑量可能要EPA+DHA，差不多500至1,000毫克以上，心血管疾病病人或特殊狀況，包含憂鬱症，有時醫師會開2,000至2,400毫克，所以服用時也要確認成分，是否有提供那麼高的劑量，最後是新鮮度，因為Omega-3很容易被氧化掉，放太久會聞到油耗味，就不太適合再服用，所以要好好地挑選、注意保存方式。Omega-3有證據顯示對心血管保養，降低三酸甘油酯、改善情緒、睡眠等，長輩可以考慮補充（Siscovick et al., 2017）（圖6-4-7）。

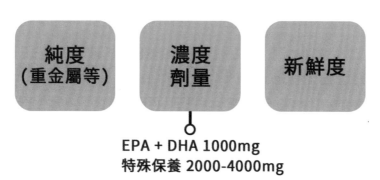

● 圖6-4-7 Omega-3選購考量

以上針對四個常見的營養維生素補充品介紹，鈣要確認飲食裡的攝取量多少，從保健食品補充不夠的缺口，維生素D適合做抽血確認血中濃度，然後再補充。益生菌選購要注意菌種、劑量，Omega-3注意純度、避開重金屬、劑量與保存方式。

參考文獻

1. Cosman, F., de Beur, S. J., LeBoff, M. S., Lewiecki, E. M., Tanner, B., Randall, S., Lindsay, R., & National Osteoporosis Foundation (2014). Clinician's Guide to Prevention and Treatment of Osteoporosis. *Osteoporosis International: A Journal Established as Result of Cooperation between the European Foundation for Osteoporosis and the National Osteoporosis Foundation of the USA, 25*(10), 2359-2381.

2. Eisenberg, D. M., Kessler, R. C., Van Rompay, M. I., Kaptchuk, T. J., Wilkey, S. A., Appel, S., & Davis, R. B. (2001). Perceptions About Complementary Therapies Relative to Conventional Therapies among Adults Who Use Both: Results from a National Survey. *Annals of Internal Medicine, 135*(5), 344-351.

3. Gaul, C., Diener, H.-C., & Danesch, U. (2015). Improvement of Migraine Symptoms with a Proprietary Supplement Containing Riboflavin, Magnesium and Q10: A Randomized, Placebo-controlled, Double-blind, Multicenter Trial. *The Journal of Headache and Pain, 16*(1), 1-8.

4. Kemper, K. J. and M. Cohen (2004). Ethics Meet Complementary and Alternative Medicine: New Light on Old Principles. *Contemporary Pediatrics, 21*(3), 61-69.

5. Lin, J. R., Lin, Y. S., Kao, M. D., Yang, Y. H., & Pan, W. H. (2011). Use of Supplements by Taiwanese Adults Aged 19-44 During 2005-2008. *Asia Pacific Journal of Clinical Nutrition, 20*(2), 319-326.

6. Mohn, E. S., Kern, H. J., Saltzman, E., Mitmesser, S. H., & McKay, D. L. (2018). Evidence of Drug–nutrient Interactions with Chronic Use of Commonly Prescribed Medications: An Update. *Pharmaceutics, 10*(1), 36.

7. Ottman, N., Smidt, H., de Vos, W. M., & Belzer, C. (2012). The Function

of Our Microbiota: Who Is Out There and What Do They Do? *Frontiers in Cellular and Infection Microbiology, 2,* 104.

8. Siscovick, D. S., Barringer, T. A., Fretts, A. M., Wu, J. H., Lichtenstein, A. H., Costello, R. B., & Alger, H. M. (2017). Omega-3 Polyunsaturated Fatty Acid (Fish Oil) Supplementation and the Prevention of Clinical Cardiovascular Disease: A Science Advisory from the American Heart Association. *Circulation, 135*(15), 867-884.

9. 丁志音（2001-200）。台灣社會中的補充及另類療法——概況及使用。行政院國家科學委員會專題研究計畫，成果報告。

10. 張家蓉、董和銳（2011）。台灣地區中老年人保健食品使用相關因素。臺灣老人保健學刊，7(1)，33-54。

11. 黃兆山、方耀凡、吳至行（2017）。2017台灣成人骨質疏鬆症防治之共識及指引。中華民國骨質疏鬆症學會彙編。

12. 衛生福利部國民健康署（2005-2008）。國民營養健康狀況變遷調查。

13. 盧訓、許瑞瑱（2005）。保健食品的現況與發展。取自http://www.functionalfood.org.tw/rd-inf/f-now&future.htm

第七章
高齡者生活飲食與用藥相輔相成之關係

柯玉珍營養師
國立成功大學醫學院附設醫院營養部營養師

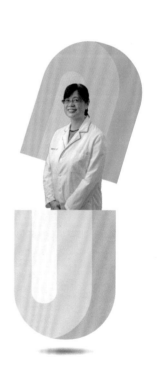

 課程影片

1. 掃瞄QR Code
2. 進入國立成功大學線上學習平台
   https://www.nlearning.ncku.edu.tw/nlearning/
3. 登入／註冊（未註冊者請先註冊加入會員）
4. 首頁→醫療→高齡長者用藥與飲食保健自我照
   顧課程→第七週：高齡者生活飲食與用藥相輔
   相成之關係

第一節　高齡者生活飲食與醫學營養概念介紹

　　本章節介紹飲食與藥物，有關於高齡者生活飲食與醫學營養概念，大綱包括高齡者每日飲食建議攝取量、食物的選擇、香氣濃郁的食材、點心的選擇，以及飲食質地調整，來達到營養攝取足夠，預防高齡者肌少症及衰弱的發生。

7.1.1 高齡者每日飲食建議攝取量

　　高齡者每日飲食建議攝取量，依據生活活動強度分低稍低、適度與性別，熱量攝取由1,400大卡到2,250大卡，全穀雜糧類：每日2至3.5碗，其中未精製主食類，如糙米飯、全麥食物則佔1至1.5碗。豆、魚、蛋、肉類：每日4至6份，一份為蛋一個、魚一兩，以及盒裝豆腐半個。乳品類：每天1.5杯一杯為240cc。蔬菜類：一天3至4份，每份煮熟蔬菜為半碗到八分滿。水果類：每天2至3.5份，切好的水果裝在碗裡約半碗到一碗。油脂及堅果種子類：每天4至6份，其中堅果、種子一天為一份，其為不帶殼的堅果為一湯匙（章雅惠等人，2018；圖7-1-1）。

生活活動強度	低		稍低		適度	
性別	男	女	男	女	男	女
熱量(大卡)	1700	1400	1950	1600	2250	1800
全穀雜糧類(碗)	3	2	3	2.5	3.5	3
未精製*(碗)	1	1	1	1	1.5	1
其他*(碗)	2	1	2	1.5	2	2
豆魚蛋肉類(份)	4	4	6	4	6	5
乳品類(杯)	1.5	1.5	1.5	1.5	1.5	1.5
蔬菜類(份)	3	3	3	3	4	3
水果類(份)	2	2	3	2	3.5	2
油脂與堅果種子類(份)	5	4	5	5	6	5
油脂類(茶匙)	4	3	4	4	5	4
堅果種子類(份)	1	1	1	1	1	1

（年齡 65 歲以上）

*未精製 主食品，如糙米飯、全麥食品、燕麥、玉米、蕃薯等
其他指白米飯、白麵條、白麵包、饅頭等，這部分全部換成未精製更好。

https://www.hpa.gov.tw/Pages/ashx/File.ashx?FilePath=~/File/Attach/8358/File_8010.pdf

● 圖7-1-1　高齡者每日飲食建議攝取量

7.1.2 食物的選擇

利用六大類食物的選擇（湯雅理等人，2017；圖7-1-2）：

1. 奶類：以脫脂、低脂優於全脂的選擇，例如低脂無糖優酪乳。

2. 水果類：以糖分不過高，柔軟不過硬的水果為主，一般鳳梨優於甜蜜蜜的鳳梨，軟質番石榴優於硬的番石榴，選擇維他命C高的水果，如柑橘類、番石榴、奇異果。

3. 蔬菜類：以根莖、瓜、葉類為主，如紅蘿蔔、絲瓜、川菜、細梗小芥蘭優於粗梗老芥蘭。

4. 主食類：以全穀類為主，選擇薏仁、燕麥、小米優於白米、豆、魚、蛋。

5. 肉類：以瘦肉為主，里肌肉優於絞肉、五花肉，多魚少肉，海鮮優於家禽類及畜肉類，有膽固醇者每日蛋黃不超過3至4個，多黃豆製品，板豆腐優於油炸的油豆腐。

6. 油脂類：以液態的植物油優於固態動物油為主。

類別	挑選重點	食材
奶類	脫脂、低脂>全脂	低脂無糖優酪乳
水果類	糖分勿過高 柔軟不過硬的水果 維生素C高的水果	一般鳳梨>甜蜜蜜鳳梨 熟軟的番石榴>硬番石榴 柑橘類、番石榴、奇異果
蔬菜類	根莖、瓜、葉菜類 較嫩的葉菜	紅蘿蔔、絲瓜、川七 細梗小芥蘭>粗梗老芥蘭
主食類	全穀類	薏仁、燕麥、小米>白米
豆魚肉蛋類	多瘦肉少肥肉 多魚少肉 有膽固醇疾病者，每週蛋黃不超過3-4個 多黃豆製品、勿油炸	里肌>絞肉>五花肉 海鮮>禽肉>畜肉 蛋白不含膽固醇 板豆腐>油豆腐
油脂類	多液態少固態	液態植物油>固態動物油

● 圖7-1-2　食物的選擇

7.1.3 香氣濃郁的食材

藉由香氣濃郁的食材，增加食慾及減少鹽分攝取（湯雅理等人，2017；圖7-1-3）：

1. 水果類：如鳳梨、奇異果、百香果，食譜如百香果青木瓜。
2. 蔬菜類：如芹菜、香菜、番茄、洋蔥等，食譜如番茄炒蛋。
3. 肉品：如蛤蜊、櫻花蝦，食譜如櫻花蝦炒高麗菜。
4. 油品：麻油、苦茶油、芝麻，食譜例如麻油炒蛋。
5. 香辛料理：如九層塔、八角、花椒、桂皮、陳皮、迷迭香、香草等，食譜例如鄉村百葉豆腐。
6. 調味品：如風味酒、水果醋以及桂花釀，食譜例如桂花銀耳湯。

類別	食材
水果	鳳梨、檸檬、香蕉、芒果、梅子、蘋果、奇異果、龍眼乾、柳橙、荔枝、百香果
蔬菜	芹菜、洋蔥、菇類、香菜、甜椒、番茄、紫菜、海帶、蔥、薑、蒜、辣椒
肉品	干貝、蛤蠣、蜆、蝦花蝦、扁魚
油品	麻油、花生油、香油、苦茶油、芝麻、核果（豬油、奶油因富含飽和脂肪酸，故不宜或少量使用）
香辛料	九層塔、香椿、刺蔥、八角、花椒、桂枝、陳皮、咖哩、五香、香茅、胡椒、芥末、薑黃、紅蔥頭、油蔥酥、桂花、孜然、野薑花、南薑、番紅花、百里香、迷迭香、茴香、巴西利、月桂葉、小荳蔻、肉豆蔻、羅勒、蒔蘿、薄荷葉、檸檬草、馬鞭草、奧勒岡、細香蔥、茵陳蒿、牛至、鼠尾草、香草、義式香料、希臘香料、印度香料、普羅旺斯香料
調味品	各式風味酒、各式水果醋、黑糖、蜂蜜、酒釀、桂花釀

● 圖7-1-3　香氣濃郁的食材

7.1.4 點心的選擇

利用少量多餐，以及點心補充方式，增加熱量攝取（圖7-1-4）：

1. 富含鈣質的點心：如奶類、奶酪、優格等；黃豆製品如豆漿、豆花、滷豆干；高鈣質如堅果小魚乾、蝦、櫻花蝦茶食。

2. 富含纖維者：如蔬果類；主食如烤地瓜、山藥、芋頭等。

3. 含鐵質者：如肉類、炒鱔魚、牛肉湯；血製品如米血湯、豬血糕，以及植物性葡萄乾、紅棗、龍眼乾等，但吸收力較為低。

4. 富含蛋白質者：如肉包、肉圓以及茶葉蛋等高油。

5. 高熱量以及高糖分者：其營養密度較低，較不建議，例如珍珠奶茶、中西式的糕餅等。

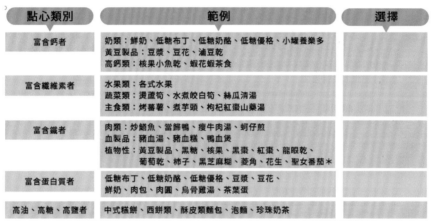

點心類別	範例	選擇
富含鈣者	奶類：鮮奶、低糖布丁、低糖奶酪、低糖優格、小罐養樂多 黃豆製品：豆漿、豆花、浦豆乾 高鈣類：核果小魚乾、蝦花蝦茶食	
富含纖素者	水果類：各式水果 蔬菜類：燙蘆筍、水煮皎白筍、絲瓜清湯 主食類：烤蕃薯、煮芋頭、枸杞紅棗山藥湯	
富含鐵者	肉類：炒鱔魚、當歸鴨、瘦牛肉湯、蚵仔煎 血製品：豬血湯、豬血糕、鴨血煲 植物性：黃豆製品、黑糖、核果、黑棗、紅棗、龍眼乾、 　　　　葡萄乾、柿子、黑芝麻糊、菱角、花生、聖女番茄＊	
富含蛋白質者	低糖布丁、低糖奶酪、低糖優格、豆漿、豆花、 鮮奶、肉包、肉圓、烏骨雞湯、茶葉蛋	
高油、高糖、高鹽者	中式糕餅、西餅類、酥皮類麵包、泡麵、珍珠奶茶	

＊資料來源：衛生署、台灣營養學會、台灣大學應用營養研究室、台北醫學大學保健營養學系
(2009). 仕女Fe營養網，取自http://nutrition.bioagri.ntu.edu.tw/womanutrition/Box/View.aspx?b_no=38

● 圖7-1-4　點心的選擇

7.1.5 飲食質地調整

　　另外我們透過烹調技巧來調整飲食質地（圖7-1-5）：

軟質食物：選擇稀飯、麵條、瓜類、炒蛋、軟嫩肉類、豆腐、軟質水果。

剁碎的食物：如薑、軟質食物，利用刀具將食材切碎。

半固體的食物：將食材切碎與稀飯、麵類煮在一起，煮成鹹粥以及湯麵的半固體食物。

流質食物：利用果汁機、調理機，將所有的食材攪打成流質狀濃稠的食物，如凝乳、水果泥、冰淇淋、麵茶等，或使用食物增稠劑增加食物的濃

度。

　　對於食慾不振或進食量不足者，可以採用天然食材的色澤，以及營養
品的搭配，做成熱量密度較高的元氣濃湯，例如翡翠吻仔魚糙米粥、紅蘿
蔔蛋吐司，以及紫米、芝麻、地瓜、松子濃湯等（圖7-1-6）。

軟質食物 稀飯、麵條、嫩葉類、瓜類、炒蛋、軟嫩肉類、豆腐及軟質水果

剁碎食物
將軟質食物利用刀具
將食材切碎成為剁碎食物

流質食物
利用果汁機或調理機
將所有食材攪打成流質狀

半固體食物
將食材切碎與稀飯或麵類煮在一起，
成為鹹粥或湯麵的半固體食物

濃稠食物
如酸凝酪、水果泥、冰淇淋及
麵茶等或使用食物增稠劑

● 圖7-1-5　飲食質地調整

呈現紅、橙、黃及綠天然色澤　　**熱量密度每毫升1大卡**

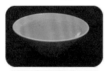

翡翠吻仔魚糙米粥

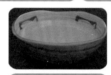

紅蘿蔔蛋吐司

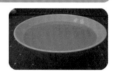

紫山藥雞肉濃湯

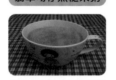

果汁

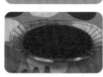

紫米芝麻

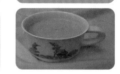

鹹地瓜松子

● 圖7-1-6　元氣濃湯

7.1.6 進食狀況與建議

對於高齡者的飲食，可以依據進食狀況做以下建議：

1. 牙口不好者：建議軟質、剁碎及半固體食物。

2. 咀嚼及吞嚥困難者：建議流質、半固體食物以及元氣濃湯。

3. 飲用液體會嗆到者：建議半固體、濃稠食物、元氣濃湯，或使用食物增稠劑。

4. 對於食慾不振或進食不足者：建議元氣濃湯，以達到營養均衡，預防肌少症以及衰弱的發生。

第二節　透過飲食調整減少藥物使用

本節介紹飲食與藥物，透過飲食調整減少藥物使用，課程大綱包括高血壓、糖尿病、高血脂以及高尿酸的飲食原則。

7.2.1 飲食控制對糖尿病的好處

飲食控制對糖尿病的好處，包括幫助血糖控制、改善血壓和血脂，促進整體健康和維持理想體重，以及合適劑量藥物，使其達到最大效應（圖7-2-1）。

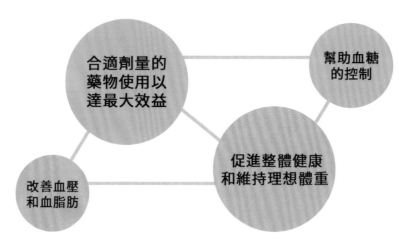

● 圖7-2-1　飲食控制對糖尿病的好處

7.2.2 糖尿病飲食原則

糖尿病飲食原則包括，定時定量、勿大小餐、避免延誤用餐，並搭配藥物使用，均衡攝取六大類食物，避免精緻糖類、加工品、醃製食品，以及油炸、油煎的食物，另外透過高纖維質的攝取，延防血糖的上升、避免便秘，以及增加飽足感、降低血脂。

7.2.3 地中海飲食型態

　　另外，也可以參考地中海的飲食型態，每日建議攝取6杯白開水（一杯為240c.c）、適度運動，每日攝取蔬菜、堅果及豆類，水果類以及全穀類，並適量攝取乳酪或優格，以及橄欖油；每週適量攝取肉類、豆類以及魚類，並減少甜點攝取；每個月適當攝取紅肉類，以及適量飲酒，適量飲酒女生為一個酒精當量，男生為兩個酒精當量，一個酒精當量為360c.c的啤酒，或120c.c的釀造酒（謝明哲，2008；圖7-2-2）。

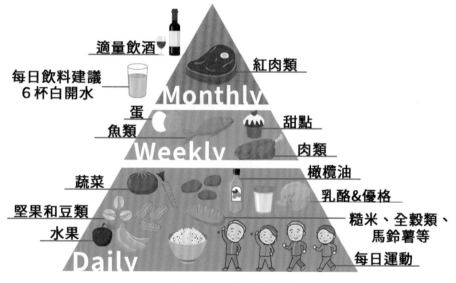

● 圖7-2-2　地中海飲食

7.2.4 高血壓飲食原則

　　接著介紹高血壓的飲食，高血壓危險因子：包括心理壓力、過度飲酒、體重過重、運動量不足、吸菸習慣，以及鹽分攝取過多，可以透過生活型態調整來控制血壓，包括規律運動、適當減輕體重、得舒飲食，限鹽飲食，以及適量飲酒來達成對血壓的控制（圖7-2-3）。

　　得舒飲食（DASH）食物建議（圖7-2-4）：

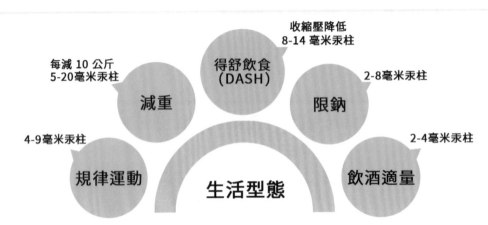

● 圖7-2-3　生活型態調整

食物類別	食物的種類	營養素的功能成份
奶類	脫脂或低脂的牛奶、優格、起司（低鈉）	富含鈣及蛋白質
主食類	全穀類、馬鈴薯	富含熱量、纖維、鉀、鎂
肉類	多食用魚類、其次為去皮家禽、盡量不吃家畜類	富含蛋白質、鎂。含少量的SFA、trans-FA、cholesterol
蔬菜類	花菜、青豆仁、蕃茄、莢豆類、菠菜	富含纖維、鉀、鎂
水果類	蘋果、香蕉、葡萄、橘子、柳丁、芒果、瓜類、桃子、草莓、鳳梨	富含纖維、鉀、鎂
油脂類	芥花油、菜籽油、橄欖油	富含MUFA
堅果類	核桃、胡桃、榛果、杏仁果、腰果	富含熱量、蛋白質、MUFA、纖維、鎂

● 圖7-2-4　得舒飲食（DASH）食物建議

1. **奶類**：可以選擇低脂，或是脫脂的奶類、優格、起司，其含有鈣及蛋白質。

2. **主食類**：以全穀類為主，富含纖維、鉀、鎂。

3. **肉類**：以魚類為主，其次是去皮的家禽，盡量不吃家畜類，因含有比較少的飽和性反式脂肪酸以及膽固醇。

4. **蔬菜及水果類**：如花菜、莢豆類、蘋果、草莓、鳳梨，其富含纖維、鉀及鎂。

5. **油脂及堅果類**：可以選擇芥花油、橄欖油、苦茶油以及杏仁、果乾、腰果等，富含單元不飽和的脂肪酸、纖維以及鎂。

　　飲食原則包括可選擇全穀雜糧類，天天五份蔬菜及兩份水果、選擇低脂奶類，將紅肉改成白肉、適量攝取堅果類，使用好的植物油例如橄欖油、苦茶油等。

　　高血壓飲食可以用三少兩多的飲食原則（李汝禮等人，2013；圖7-2-5），多蔬果以及多纖維，如糙米、燕麥、堅果類，少使用動物油，如豬油、牛油，適當使用植物油，如橄欖油、芥花油，減少調味料，如糖、鹽、胡椒的使用，以及少吃加工品，如泡麵、罐頭以及醃製火腿等。

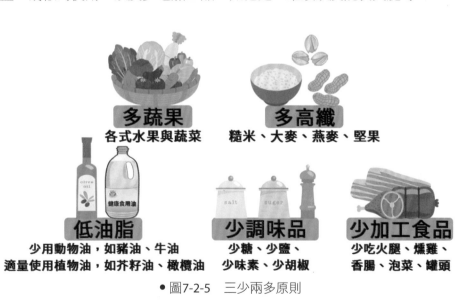

● 圖7-2-5　三少兩多原則

7.2.5 高血脂飲食原則

　　高血脂的飲食原則以全穀及蔬果類為主，避免高熱量及高糖類的食物，如含糖飲料、油炸類的食品，適量攝取堅果及豆莢類，如扁豆、豌

豆、毛豆等，以及減少動物油脂，如豬油、牛油、植物性奶油及糕餅類為主。

以下比較脂肪含量，在同等量的重量來看，如饅頭優於菠蘿麵包，傳統豆腐也優於三角油豆腐，脂肪比例相差有11公克（圖7-2-6）。

肉類來看：牛腿肉優於牛小排，後腿豬肉優於五花肉，兩者差異有30公克左右的油脂（圖7-2-7）。

食物類別	脂肪含量較高的食物	可取代的低脂食物	相差脂肪量
五穀根莖類	波蘿麵包（1個70g）	饅頭（1個70g）	11.0g
	速食麵（1包80g）	雞蛋麵（1包80g）	10.0g
奶類	全脂鮮奶（1杯240c.c）	低脂鮮奶/脫脂鮮奶/優酪乳	4.3g/5.8g/3.7g
	乳酪（1片20g）	低脂乳酪（1片20g）	0.3g
蛋類	雞蛋（1顆50g）	雞蛋白（1 ½顆20g）	4.5g
豆類	三角油豆腐（3小個85g）	傳統豆腐（4格100g）	11.6g
	臭豆腐（2塊100g）	傳統豆腐（4格100g）	3.6g
	麵筋泡（30粒45g）	豆腐皮（溼1片37g）	8.0g

● 圖7-2-6 脂肪含量比一比

食物類別	脂肪含量較高的食物	可取代的低脂食物	相差脂肪量
肉類	牛腩（100g）	牛腱（100g）	25.7g
	牛小排（100g）	牛腿肉（100g）	32.5g
	丁骨牛排（100g）	沙朗牛排（100g）	5.0g
	五花肉（100g）	豬後腿瘦肉（100g）	33.9g
	豬大里肌（100g）	雞胸肉（100g）	9.3g
	雞三節翅（1隻80g）	雞棒棒腿（1隻60g）	8.8g

● 圖7-2-7 肉類脂肪比較

如何增加膳食纖維攝取，可以在日常生活簡單這樣做，如沖泡燕麥片，選擇全麥吐司或全麥饅頭，水果榨汁連渣一起飲用，煮飯時一半白米一半糙米混合烹煮，選擇瓜類或是嫩葉，牙口不好時，可以利用剁碎的方式來攝取。

7.2.6 高尿酸飲食原則

高尿酸飲食目的除了配合藥物，來降低血液中尿酸含量，也可以減輕痛風發作的痛苦，飲食若沒有節制，或沒有攝取高普林的食物，會促使尿酸上升引起痛風的發作，而且痛風患者常合併有高血壓，高血脂、糖尿病，或是心血管疾病，適當的飲食控制具有治療以及預防的效果。

飲食的原則包括維持理想體重，避免過重或是肥胖，適量攝取適量的蛋白質，例如魚、肉、豆、蛋類，急性發作期則避免攝取高普林組的食物，並且在非急性發作期，適量攝取中、低普林的食物，另外就是減少油脂的攝取，油脂攝取過高會抑制尿酸的排泄，多喝水促進尿酸的排除，以及避免飲酒。

以下介紹低普林組的食物，包括有各種乳製品、雞蛋、鴨蛋、皮蛋，以及各類的全穀雜糧類，各式的蔬菜水果，以及植物油、堅果類等（圖7-2-8）。

中普林食物則包含大部分的肉類及魚類，排除高普林的含量高的食物之外，豆腐、大豆、紅豆、帶莢的毛豆，以及蔬菜類，如蘆筍、乾豆、扁豆、金針菇、花椰菜、菠菜等（圖7-2-9）。

高普林的食物，包括有內臟類，以及海鮮類，如文蛤、牡蠣、龍蝦以及章魚等，另外納豆、乾香菇、肉湯，以及雞精、酵母粉含有比較多的普林，會促進尿酸的發作，應該避免攝取這類的食物（圖7-2-10）。

食物類別	低普林組 0~9 毫克普林/ 100公克
奶類及其製品	各種乳類及乳製品
肉、蛋類	雞蛋、鴨蛋、皮蛋
魚類及其製品	鹹鮭魚卵
五穀根莖類	糙米、胚芽米、白米、糯米。米粉、小麥、燕麥、麥片、麵粉、麵線、通心粉、玉米、小米、高粱、馬鈴薯、甘藷、芋頭、冬粉、太白粉、樹薯粉、藕粉
蔬菜類	大部分蔬菜(除中普林含量所列之食物)
水果類	各式水果
油脂類	各種植物油、動物油、核果類
其他	冰淇淋、蛋糕、餅乾、碳酸飲料、巧克力、咖啡、茶、草本植物、橄欖、醃漬物、爆玉米花、布丁、鹽、糖、醋、白醬汁

● 圖7-2-8 低普林組的食物

食物類別	中普林組 9~ 100 毫克普林/ 100公克
肉、蛋類	鴨肉、牛肉、羊肉 (大部分的肉類，除了高普林含量所列之食物)
魚類及其製品	鰻魚、魚丸、竹輪、魚板、帝王蟹、海扇、魚、貝殼類 (大部分的魚類，除了高普林含量所列之食物)
豆類及其製品	豆腐、大豆、紅豆、味增、帶筴毛豆
蔬菜類	蘆筍、乾豆類、扁豆、蘑菇、碗豆、菠菜、白花菜、花椰菜、金針菇、木耳

● 圖7-2-9 中普林組的食物

食物類別	高普林組 100~ 1000　毫克普林/ 100公克
肉、蛋類	鵝肉、鷓鴣、豬、牛肝、豬腦、豬、牛心、豬舌、牛、羊胰臟、豬、牛肩胛肉、牛腿肉、雞翅、雞腿、雞胸肉、雞肝、雞胗、義大利香腸
魚類及其製品	沙丁魚、鰻魚、鯡魚、鯖魚、竹莢魚、柴魚、鰹魚、鮪魚、飛魚、鯛魚、比目魚、香魚、秋刀魚、鱸魚、鮭魚、鯉魚、小魚乾、蚌類、海扇貝、魚卵、蟹、文蛤、牡蠣、蛤蜊、蟹黃、乾魷魚、花枝、龍蝦、草蝦、劍蝦、章魚
豆類及其製品	納豆
蔬菜類	乾香菇
其他	肉汁、濃肉湯(汁)、雞精、酵母粉

● 圖7-2-10　高普林組的食物

第三節　各種輔助治療的實證基礎

本節介紹飲食與藥物，各種輔助治療的實證基礎，包括整合性療法、健康食品與保健功效，以及常見疑慮與其他規範。

7.3.1 整合性療法（integrative therapies）

所謂整合性療法為補充性、替代性、附加性的療法，並不是新興的療法，其來源可追溯至希臘及中國的古早文化，包括有自然療法，是基於避免減弱身體的自癒能力，以及避免身體功能喪失的一種療法。脊椎按摩療法則以手部的治療為主，順勢療法則採用大劑量的物質，會促進症狀的產生，而給予少劑量的物質，則具有治療的效果。傳統東方醫學，因為身體功能主要以能量、氣，以及能量中心的一種概念，例如針灸、艾灸等，植物療法，則是利用植物的物質，來達到預防及治療疾病的科學方式，植物的花、莖、根、地下莖等，則稱為植物性的一個藥物（Mahan & Escott-Stump, 2006）。

7.3.2 健康食品與保健功效

所謂健康食品，依據健康食品管理法，指具有保健功效，並標示或廣告其具該功效的食品，其中保健功效係指可以增進民眾健康，減少疾病危害風險，且具有實質的科學證據的功效，不具有治療、矯正人類疾病的醫療效能，並經過中央主管機關的公告。目前公告的保健功效包括胃腸道功能改善、護肝、免疫調節、不易形成體脂肪、輔助調節血壓、延緩衰老、牙齒保健、調節血脂、骨質保健、輔助調整過敏體質、調節血糖、抗疲勞以及促進鐵可利用率等13項，未公告在此上面的項目，則不得公告及標示廣告具有保健功效（圖7-3-1）。

胃腸道功能改善　　延緩衰老　　調節血糖

護肝　　牙齒保健　　抗疲勞

免疫調節　　調節血脂　　促進鐵可利用率

不易形成體脂肪　　骨質保健

輔助調節血壓　　輔助調整過敏體質

共13項
衛生福利部食品藥物管理署

● 圖7-3-1　目前公告之保健功效

7.3.3 常見疑慮及其他規範

　　值得提醒的是健康食品本質仍屬於食品，雖然通過審查，具有輔助身體健康的功能，但不具任何的醫療效能，也沒有同等藥品的效果，所以不能用來取代正規的治療，所謂的健康食品，如何來證明是具有功效，民眾可以到衛生福利部的審查通過之健康食品資料查詢，另外在國內稱為健康食品，在其他國家，例如日本則為特定用保健食品，在美國為膳食補充品，在中國為保健食品，因此在不同國家有不同的規範（圖7-3-2）。

提醒
健康食品本質仍屬食品，雖然通過審查許可具有輔助身體健康的功能，但是並不具有任何醫療效能，也沒有等同藥品的效果，更無法取代正規治療。

查詢
衛生福利部審核通過之健康食品資料查詢
https://consumer.fda.gov.tw/Food/InfoHealthFood.aspx?nodeID=162&rand=1557623543

其他規範
日本-特定用保健食品 / 美國-膳食補充品 /
中國-保健食品

● 圖7-3-2　常見疑慮與其他規範

參考文獻

1. 章雅惠、駱菲莉、王果行（編）（2018）。**平時多活動能吃最幸福老年期營養參考手冊**。行政院衛生福利部國民健康署。取自https://www.hpa.gov.tw/Pages/ashx/File.ashx?FilePath=~/File/Attach/8358/File_8010.pdf

2. 湯雅理、趙文婉、李仁鳳、夏詩閔、李健群、趙哲毅、趙明德、陳玉桂、彭巧珍、游欣亭、楊惠茹（2017）。**高齡營養學**（第二版）。華格那。

3. 謝明哲、黃士懿、劉珍芳、楊素卿、楊淑惠、陳怡君（2008）。**食品營養與健康**（第二版）。國立空中大學。

4. 李汝禮、李雪芳、林建璋、紀云堤、陳相翰、陳將美、陳富莉（2013）。**高血壓防治學習手冊**。行政院衛生福利部國民健康署。

5. （2009年02月）。**糖尿病心血管照護工作坊**。中華民國糖尿病衛教學會，台灣。

6. 國泰綜合醫院營養組。低脂飲食原則。取自https://www.cgh.org.tw/ec99/rwd1320/category.asp?category_id=968

7. 台灣營養學會臨床營養委員會主編（2006）。**臨床營養工作手冊**。行政院衛生署編印。

8. 謝明哲、葉松鈴總校閱（2006）。**膳食療養學**。藝軒圖書出版社。

9. 健康食品管理法（民國109年01月15日）修正公布。取自https://law.moj.gov.tw/LawClass/LawAll.aspx?PCode=L0040012

第八章
高齡者藥物交互作用、特殊劑型使用與特殊用藥處理

周玟觀藥師、郭淑蕙藥師、林妏娟藥師、韓雅斐藥師、黃千惠藥師
國立成功大學醫學院附設醫院藥劑部藥師

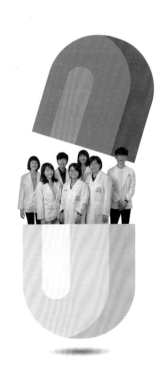

課程影片

第一節　高齡者藥物與食物間的交互作用與使用注意事項

本章節主要介紹藥品與食物一起服用的注意事項，包括常見的食物與藥物交互作用、保健食品與藥物交互作用，此外也會說明服藥的正確方式與使用時間。

8.1.1 常見的食物和藥物影響：葡萄柚（汁）

最常見的食物與藥物交互作用為葡萄柚（汁），葡萄柚（汁）因含有**呋喃香豆素（furanocoumarins）**，此成分會影響藥物代謝與吸收，使血中藥物濃度過高，進而導致副作用增加。另外，研究指出柚子也含有相同成分，亦可能導致血中藥物濃度過高與副作用增加，因此在服用某些藥品時，需注意不可跟葡萄柚（汁）與柚子併服。

有哪些藥品是不能跟葡萄柚（汁）與柚子一起併服？例如：常見的降血脂藥物，若跟葡萄柚（汁）一起併服，可能會產生頭痛、肝指數升高、肝炎、肌肉病變等副作用（表8-1-1）；若與抗心律不整或降血壓藥物一起服用，則可能導致低血壓的狀況。

此外，精神科藥物，例如：抗憂鬱劑、鎮靜安眠藥品，如果跟葡萄柚（汁）併服，可能會導致暈眩、嗜睡，甚至呼吸抑制的狀況發生（表8-1-1）。葡萄柚（汁）食用後30分鐘即產生作用，與藥品交互作用影響持續數小時到三天左右，且狀況因人而異，即使跟藥品間隔服用也沒有辦法完全避免，因此建議若有使用上述幾類藥物需避免食用葡萄柚（汁）及柚子，但如果真的很想吃（例如：中秋節），只能淺嘗即可，不可食用太多。

8.1.2 常見的食物和藥物影響：酪胺酸

第二種會與藥物交互作用的食物為酪胺酸（tyrosine），酪胺酸是一種可以幫助身體製造訊息傳遞的物質，常見富含酪胺酸的食物有起司、香

腸、味增湯、臭豆腐、優格與酪梨等。此類食物一旦與抗結核藥物、抗憂鬱藥、抗生素、抗帕金森氏症藥物一起服用，會抑制酪胺酸代謝，導致血中的酪胺酸過高，而增加交感神經作用，使血壓升高。如果食用高酪胺酸的食物，建議**間隔1個小時以上**再服用藥品（表8-1-2）。

表8-1-1　不能和葡萄柚汁併服的藥

藥物類別	藥物中文名稱	藥物學名	商品名	併服可能的結果
降血脂	立普妥	Atorvastatin	Lipitor	頭痛、肝炎、肌肉病變
	理脂	Lovastatin/Niacin	Linicor	
	維妥力	Ezetimibe/Simvastatin	Vytorin	
心律不整	臟得樂	Amiodarone	Cordarone	增加毒性，心跳變慢
	合必爽	Diltiazem	Herbesser	
降血壓	達利全	Carvedilol	Dilatrend	潮紅、頭痛、血壓過低
	恆脈循	Nifedipine	Nifedipine SR	
	心舒平	Isoptin	Verapamil SR	
	普心寧	Felodipine	Plendil	
抗癲癇	癲通	Carbamazepine	Tegretol	增加藥物過敏風險
抗憂鬱	樂復得	Sertraline	Zoloft	暈眩、嗜睡
鎮靜安眠	樂平片	Diazepam	Dupin	暈眩、嗜睡、呼吸抑制
	導美睡	Midazolam	Dormicum	
免疫抑制	新體睦	Cyclosporin	Sandimmun	頭痛、電解質不平衡、癲癇
	普樂可復	Tacrolimus	Prograf	
避孕藥	黛麗安	Cyproterone/Ethinylestradiol	Diane	增加血栓風險

表8-1-2　常見不能與富含酪胺酸食物併服的藥（舉例）

藥物類別	藥物中文名稱	藥物學名	商品名	外觀
抗結核藥	異菸鹼醯肼	Isoniazid	INAH [Isoniazid]	
抗憂鬱藥	憂適解	Moclobemide	Moclod	
抗生素	采福適	Linezolid	Zyvox	
抗帕金森氏症	律莎	Rasagiline	Rakinson	

8.1.3 常見的食物和藥物影響：維他命K

維他命K主要功能是維持身體凝血功能與骨骼健康，常見富含維他命K的食物，包括：花椰菜、蘆筍、蘋果，香蕉、豬肝與菠菜等。不能與富含維他命K食物併用的藥物：例如：華法林（warfarin，商品名：可化凝）會**降低**抗凝血藥作用，增加血栓風險（圖8-1-1）。如果有使用可化凝錠，建議平常避免暴飲暴食，維持攝取固定量的富含維他命K的食物。

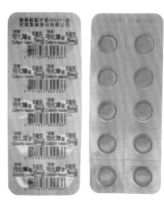

● 圖8-1-1　不能與含維他命K食物併用的藥，以「華法林」為例

8.1.4 常見的食物和藥物影響：高鉀食物

　　鉀主要是幫助神經和肌肉細胞正常運作，常見高鉀食物，包括：紫菜、茼蒿、楊桃，香蕉、地瓜葉與葡萄乾等。不能與高鉀食物併用的藥物：例如：降血壓藥當中的樂壓錠（enalapril）、心達舒錠（ramipril）、血樂平錠（captopril）如果併用會增加鉀離子造成心臟毒性，但不是所有降血壓藥都會影響（表8-1-3）。

　　如果有服用降血壓藥，平常晚餐如果有深綠色蔬菜，烹調前先水煮3至5分鐘可以減少鉀離子含量。

表8-1-3　常見不能與高鉀食物併用的藥（舉例）

藥物中文名稱	藥物學名	商品名	外觀
樂壓	Enalapril	Sintec	
益壓穩	Enalapril	Enalatec	
心達舒	Ramipril	Tritace	
血樂平	Captopril	Ceporin	

8.1.5 保健食品和藥物的影響

　　常見保健食品如：調節血脂的魚油、紅麴與Q10，改善記憶力的銀杏，免疫調節的人參，改善胃腸功能的益生菌，以及預防泌尿道感染的蔓越莓等。

　　紅麴主要是降血脂的成分，所以如果和降血脂藥、抗黴菌藥一起服用，就會增加橫紋肌溶解的風險，會有肌肉酸痛、咖啡色尿的狀況（表8-1-4）。

　　因為益生菌本身也是一種細菌，所以如果吃抗生素就會減弱益生菌作用，建議有吃抗生素時，**相隔1至2小時再服用益生菌**。

　　另外，銀杏、魚油、Q10、蔓越莓會加強抗凝血藥作用，若合併服用要注意刷牙是否容易出血、或是有不明瘀青；人參會降低抗凝血藥作用，所以可能會產生血栓、心肌梗塞、中風等問題（表8-1-5）。

表8-1-4　不能與紅麴併服的藥

藥物類別	藥物中文名稱	藥物學名	商品名	外觀
降血脂藥	立普妥	Atorvastatin	Lipitor	
	美百樂	Pravastatin	Mevalotin	
	力清之	Pitavastatin	Livalo	
	平脂	Pitavastatin	Zulitor	
抗黴菌藥	適撲諾	Itraconazole	Sporanox	
	泰復肯	Fluconazole	Diflucan	

表8-1-5　抗凝血藥與保健食品／中藥的交互作用

保健食品/中藥	併服可能的結果
銀杏、魚油、Q10、蔓越莓	加強抗凝血藥的作用瘀青、出血之後難止血
人參	降低抗凝血藥的作用產生血栓風險增高

8.1.6 服藥的正確方式

服藥一定要配服白開水，不可以搭配其他飲料，例如酒精、咖啡、牛奶。

1. 咖啡因

咖啡、茶葉都含有咖啡因，至於能量飲料、可樂、提神藥酒、威士忌、熱可可等，也都含有微量的咖啡因。

咖啡因與藥物併服會有四種結果：

首先是一些抗黴菌、抗生素、抗心律不整的藥品與咖啡因飲料一起併服後，可能會抑制咖啡因代謝，導致咖啡因濃度上升，因此導致心悸、失眠狀況發生（表8-1-6）。

表8-1-6　咖啡因食物與藥併服結果：抑制咖啡因代謝，造成血中咖啡因濃度上升

藥物種類	藥物中文名稱	藥物學名	商品名	外觀
抗黴菌	療黴舒	Terbinafine	Lamisil	
抗生素	速博新	Ciprofloxacin	Ciproxin	
抗心律不整	脈律循	Mexiletine	Meletin	

第二種是反過來，咖啡因也會抑制藥物代謝，例如支氣管擴張劑、抗精神病藥品，會導致這些藥物的副作用上升（表8-1-7）。

第三種狀況是中樞神經刺激的上升，例如含麻黃類的感冒藥，可能會產生手抖的狀況發生（表8-1-8）。

最後，咖啡因通常用於提神，所以如果鎮靜安眠的藥品一起服用，就會互相削弱效果，可能會覺得吃藥沒有效果（表8-1-9），就會越吃越

多，導致服藥過量，所以吃藥是絕對不能搭配含咖啡因的飲料，如果要喝咖啡因的飲料，**建議間隔1小時以上**。

表8-1-7　咖啡因食物與藥併服結果：藥物副作用增加

藥物種類	藥物中文名稱	藥物學名	商品名	外觀
支氣管擴張劑	善寧	Theophylline	Xanthium	
抗精神病	可致律	Clozapine	Clozaril	
	克慮平	Clozapine	Clopine	

表8-1-8　咖啡因食物與藥併服結果：中樞神經刺激

藥物種類	藥物中文名稱	藥物學名	商品名	外觀
含麻黃類感冒藥	鼻福	Pseudoephedrine/Triprolidine	Peace	
	鹽酸假麻黃鹼錠	Pseudoephedrine	Pseudoephedrine	

表8-1-9　咖啡因食物與藥併服結果：作用相反，削弱藥效

藥物種類	藥物中文名稱	藥物學名	商品名	外觀
鎮靜安眠	立舒定	Bromazepam	Lexotan	

2. 酒精

　　某些藥品可能會抑制酒精代謝，讓酒精一直堆積在體內，酒精也可能會影響部分藥品，造成藥品作用延長，有些則會造成副作用增加，或是降低藥效，例如抗生素德利治癒（metronidazole）就會抑制酒精的代謝，使酒精一直堆積在體內，可能會產生頭痛、噁心想吐的類戒酒反應（表8-1-10）。

　　非固醇類消炎止痛藥跟酒精一起服用，可能會增加胃腸道出血；止痛藥普拿疼、得百利寧（acetaminophen）跟酒精一起服用，也會增加肝毒性（表8-1-11）。

表8-1-10　酒精與藥併服結果：抑制酒精代謝

藥物種類	藥物中文名稱	藥物學名	商品名	外觀
抗生素	德利治癒	Metronidazole	Tolizole	使酒精堆積在體內，產生「類戒酒反應」。

表8-1-11　酒精與藥併服結果：藥物副作用增加

藥物種類	藥物中文名稱	藥物學名	商品名	併服可能結果	外觀
消炎止痛	非炎	Diclofenac	Voren	增加胃腸道出血。	
止痛	得百利寧	Acetaminophen	Depyretin	增加肝毒性的風險。	

　　安眠藥、三高藥品跟酒精一起服用，也會延長藥品的作用時間，例如安眠藥與酒精一起搭配，會增加鎮靜作用，太強甚至會抑制呼吸。

　　另外，降血糖藥跟酒精一起服用，就會造成低血糖的症狀發生（圖8-1-12），有可能產生發抖無力或頭暈的狀況。抗癲癇的藥品跟酒精一起

服用，會使藥品在血中的濃度降低，疾病發作的機率提高（圖8-1-13）。

　　除了故意將酒精跟藥品搭配外，有些情況下不小心也會發生酒精跟藥品互相影響的狀況，像是吃完聚餐、喝完酒，即使稍作休息後再吃藥其實也是不行的，因為若是酒精還在體內，一樣會產生交互作用，甚至吃一些用酒做的料理，例如薑母鴨，其實也是會跟藥品互相影響。

表8-1-12　酒精與藥併服結果：延長藥品作用時間

藥物種類	藥物中文名稱	藥物學名	商品名	併服可能結果	外觀
安眠藥抗焦慮藥	贊安諾	Alprazolam	Xanax	鎮靜作用加強抑制呼吸。	
降血糖藥	瑪爾胰	Glimepiride	Amaryl	低血糖。	

表8-1-13　酒精與藥併服結果：藥物血中濃度降低

藥物種類	藥物中文名稱	藥物學名	商品名	併服可能結果	外觀
抗癲癇藥	癲能停	Phenytoin	Dilantin	血中濃度降，低增加癲癇發作的可能性。	

3.　牛奶

　　衛生福利部建議每天可以喝1.5至2杯牛奶來補充鈣質，而牛奶跟藥品會產生互相影響嗎？其實是會的，牛奶會減少藥品的吸收，甚至會影響藥效，例如四**環素類抗生素**跟牛奶一起服用，就會產生不溶性的鹽類，吸收就會減少，骨質疏鬆藥**杏節挺錠**（alendronate/vitamin D3）與牛奶一起服用，也會造成藥品的吸收下降（圖8-1-14），還有一些腸溶錠，例如：樂可舒（dulcolax）本來是要在大腸裡溶解，可是跟牛奶一起服用後，就會

提早在胃裡溶解，然後刺激胃並產生胃痛（圖8-1-15）。

所以想要喝牛奶補充鈣質又要服藥時，就要**間隔2至4小時**，這樣才可以補充到鈣質，又可以得到藥品的療效，在吃藥的時候，建議一定要配白開水，避免喝酒、咖啡或牛奶。

表8-1-14　牛奶與藥併服結果：藥物吸收下降

藥物種類	藥物中文名稱	藥物學名	商品名	併服可能結果	外觀
抗生素	鹽酸四環素	Tetracycline	Tetracycline	與鈣質結合成不溶性鹽類，減少藥物吸收。	
骨質疏鬆	杏節挺	Alendronate/Vitamin D3	PlusDmax	併用會使藥品的吸收下降。	

表8-1-15　牛奶與藥併服結果：失去藥效

藥物種類	藥物中文名稱	藥物學名	商品名	併服可能結果	外觀
抗癲癇藥	樂可舒	Bisacodyl	Dulcolax	使藥提早溶解，失去藥效或對胃產生刺激。	

8.1.7 用藥時機

成大醫院的藥袋（圖8-1-2）有許多重要資訊，剛拿到藥品時，請先確認拿到的藥是不是自己的，這時候可以看A的位置，姓名部分是不是正確，再來是要如何使用的部分，可以看F用法說明，查看這個藥是口服或外用，以及使用的時間是什麼時候。空腹、飯前、隨餐、飯後、睡前為常見的用法，「空腹」建議在飯前一個小時，或是飯後兩個小時以上，把藥吃完再吃飯，「飯前」會建議在30分鐘到1個小時之間服藥，「隨餐」為

藥跟飯一起吃，「飯後」則會建議在1個小時內吃完藥，最後，「睡前」會建議吃完藥後30分鐘內趕快睡覺，避免因藥效而產生昏沉的狀況進而影響工作。

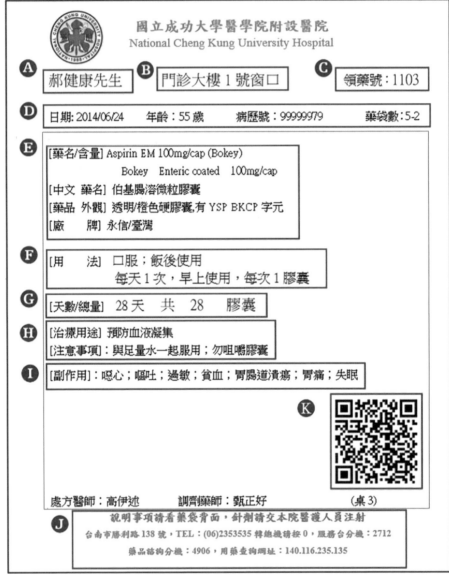

• 圖8-1-2　成大醫院的藥袋

● 圖8-1-2 補充說明

A	這是您的姓名,請您務必核對,確定此份藥物為您所有,以免誤服他人藥品。
B	依您在成大醫院看診大樓領藥,有「門診大樓」或「住院大樓」及領藥窗口號碼。
C	此為您的領藥號碼,當領藥燈號已超過您的領藥號時,請持處方箋及健保卡排隊領藥。
D	在成大醫院領藥為「一藥一袋」→(3-1)則表示這次共有3包藥袋此為其中的第一袋。
E	此欄為藥品的名稱及含量,包括英文學名、商品名及中文名。請您同時核對藥量以免影響治療。
F	藥物可以有多種使用方式,您可以同時參考藥袋背面的用藥指示。請務必依藥袋上之說明使用,才能達到最好的治療效果。
G	此為處方天數及藥品總量,請核對數量。
H	此為藥品的治療用途及使用時應注意的事情。藥袋上列出的治療用途乃以衛生署核准的適應症為主;有些藥品可能有多種效能,若您對您藥袋上的標示有疑義,請您請教您的醫師或藥師。
I	這是藥物可能的副作用,但不一定會發生。一旦於服藥中有任何不適,請您請教您的醫師或藥師。
J	詢問藥相關問題時,您可請成大醫院總機幫您轉接;也可進入成大藥劑部網站查詢。
K	使用智慧型手機掃瞄此二維條碼,可連結至我們的藥品衛教單張,有更詳盡的說明。

第二節　高齡者的吸入劑使用

　　本章節以介紹慢性阻塞性肺病（chronic obstructive pulmonary disease, COPD），以及吸入性藥物使用方法協助病患做居家自我照顧。

8.2.1 慢性阻塞性肺病（COPD）的疾病介紹

　　慢性阻塞性肺病是一種長期且無法恢復的呼吸道阻塞性疾病，必須仰賴藥物控制，或培養良好生活習慣，才能使病況減緩，由於氣體無法順暢進出呼吸道，使病患支氣管與肺泡，往往會長期性、反覆地發炎，若不進行控制會導致呼吸衰竭，且依賴呼吸器存活。根據衛福部國民健康署資料，全球每十秒就有一人死於慢性阻塞性肺病，國內每年約5,000人死亡，由此可知，疾病與用藥衛教非常重要。

8.2.2 慢性阻塞性肺病病況

　　呼吸道阻塞性疾病主要包含兩種類型：慢性支氣管炎與肺氣腫，慢性支氣管炎患者由於支氣管內壁腫大，粘液分泌量增加，長期咳嗽有痰。

　　肺氣腫患者由於肺部彈性減低，表現出來往往都是呼吸困難，這兩種病況在慢性阻塞性肺病患者是合併存在，差別就在於哪一種病症表現較多，臨床就會有所不同（圖8-2-1）。

慢性支氣管	肺氣腫
支氣管內壁腫大 黏液分泌物增多	肺泡破裂形成大氣囊 彈性減低
感染肺病 咳嗽	吐氣困難 不易咳嗽

● 圖8-2-1　慢性支氣管炎和肺氣腫

8.2.3 慢性阻塞性肺病症狀

症狀四字的口訣是，咳、痰、悶、喘，由於患者肺部氣體交換功能不佳，往往經常性的咳嗽有痰、胸悶、經常性喘氣，以及缺氧症狀所導致的無法正常入睡等。

8.2.4 慢性阻塞性肺病病因

根據研究顯示，約有九成慢性阻塞性肺病患者與吸菸有關，香菸中含有尼古丁物質，會抑制纖毛擺動，使痰液堆積難以咳出，而導致感染，因此要特別呼籲慢性阻塞性肺病患者務必戒菸，並且拒絕二手菸危害，另外，長期性空氣污染也會使粘液分泌量增加，過敏與呼吸道感染都可能是慢性阻塞性肺病發生原因，一旦罹患慢性阻塞性肺病，伴隨而來的就是心血管疾病、骨質疏鬆與糖尿病等共病，讓病患生活品質越來越更差，壽命也隨之縮短。

8.2.5 慢性阻塞性肺病治療目的

治療慢性阻塞性肺病的目的，最基本的就是維持病患生活品質，藉由藥物與非藥物控制，達到緩解症狀與改善運動耐受力等、預防疾病進程及降低致死率（圖8-2-2）。

· 緩解症狀

· 改善運動耐受力

· 改善健康狀態

· 預防疾病進程

· 預防及治療急性惡化

· 降低致死率

● 圖8-2-2　COPD治療目的

8.2.6 慢性阻塞性肺病藥物

　　治療慢性阻塞性肺病藥物有兩種：分別是口服劑型與吸入劑型，口服劑型包含茶鹼、口服類固醇與化痰藥物，吸入劑型則包含支氣管擴張劑與吸入性類固醇（圖8-2-3），可以緩解發炎症狀，由於吸入器種類繁多，每一種藥物使用注意事項與方法都不盡然相同，因此後面會針對吸入劑型做詳細解說。

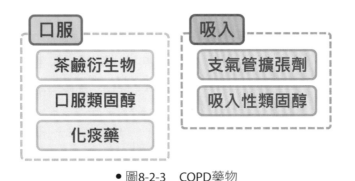

● 圖8-2-3　COPD藥物

8.2.7 定量噴霧吸入器使用方法

　　定量噴霧吸入器使用方法說明：首先務必注意拿取的姿勢要正確，姿勢不正確將影響吸入效果，吸入器尾端有給藥按鈕，每次按壓有固定藥液噴出，口訣為**搖、開、吐、吸、閉、蓋**（圖8-2-4）。

　　搖，將吸入器上下搖晃四到五下，使藥液均勻；開，打開吸嘴蓋子；吐，吐氣，將腰向前微彎，慢慢吐出一口氣；吸，吸藥時按壓給藥按鈕，同時慢慢深吸一口氣；閉，閉氣五到十秒鐘；蓋，蓋上蓋子，就完成一次的吸入動作。如需吸入兩個劑量，間隔約一分鐘，再重複吐氣、吸氣、閉氣等動作。再來複習定量噴霧吸入器使用口訣：搖、開、吐、吸、閉、蓋。

　　如果沒有辦法邊給藥同時又邊吸氣時，建議使用吸藥輔助器（圖8-2-5）。使用口訣為搖、開、裝、壓、吸、蓋。

　　搖，將吸入器上下搖晃四到五下；開，打開吸嘴蓋子；裝，著裝上輔助器，輔助器尾端有一個開口，可以直接與吸入器接上，注意接上前須檢查儲藥腔內是否有異物；壓，按壓給藥按鈕後有白色藥液噴出，待白色藥液均勻後，就可以進行吸入動作；吸，罩上輔助器面罩呼吸五到六下（圖8-2-6），或持續約30秒時間，切記一定要慢慢呼吸，若吸的速度太快會有鳴笛聲，聽到鳴笛聲時提醒須減慢速度；蓋，吸完後拔下吸入器，再蓋回蓋子即可。如要吸入第二個劑量時，間隔約一分鐘後，按壓藥罐再罩上面罩，吸五到六下約30秒時間，特別注意不可以一次按兩下。

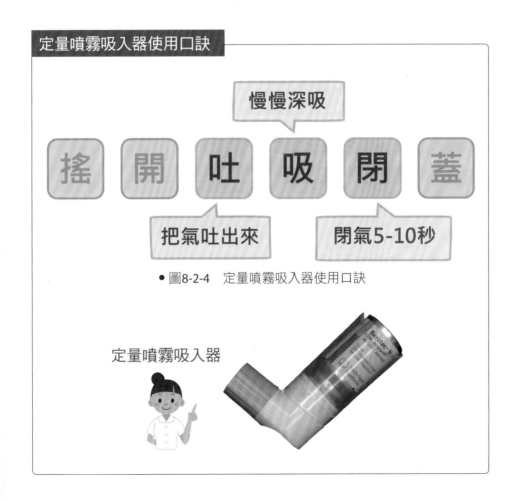

● 圖8-2-4　定量噴霧吸入器使用口訣

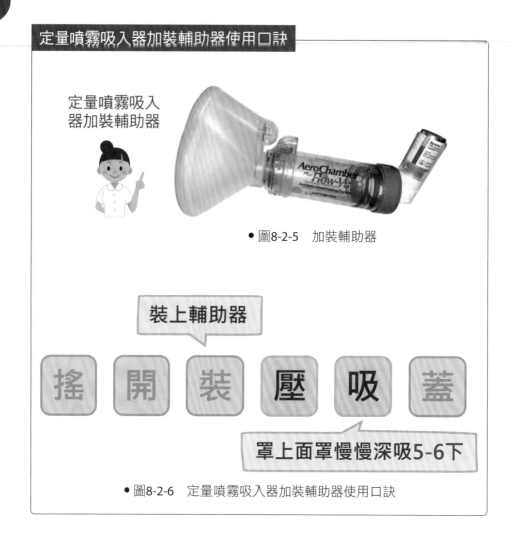

定量噴霧吸入器加裝輔助器使用口訣

定量噴霧吸入
器加裝輔助器

● 圖8-2-5　加裝輔助器

裝上輔助器

搖　開　裝　壓　吸　蓋

罩上面罩慢慢深吸5-6下

● 圖8-2-6　定量噴霧吸入器加裝輔助器使用口訣

8.2.8 乾粉吸入器使用方法

乾粉吸入器內含乾燥的藥物粉末，劑型主要分為都保型、易利達型與吸入膠囊型（圖8-2-7）。

乾粉吸入器使用方法分為六個步驟，分別為開、填、吐、吸、閉、蓋，三種吸入器劑型於開啟和充填兩個步驟有所差異，以下將對三種吸入器開啟與充填的步驟進行個別說明。

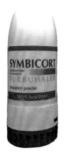 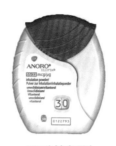 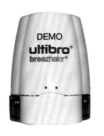

都保型　　　　　　易利達型　　　　吸入膠囊型

● 圖8-2-7　　乾粉吸入劑

1. **都保型**

   開啟，將紙盒打開後，取出吸入器將上蓋打開，即完成開啟；充填，將底部紅色部分向右旋轉到底，接著再轉回來聽到「咔」的聲音，即完成充填。

2. **易利達型**

   開啟，打開紙盒，將鋁箔封膜撕開，取出吸入器後剩下的部分即可丟棄；充填，將蓋子向旁邊滑開，滑到底聽到「咔」的聲音，即完成充填。

3. **吸入膠囊型**

   開啟，打開紙盒，內含吸入器與藥片，拔開吸入器帽蓋，沿著虛線撕下一顆膠囊，撕開上膜取出膠囊；充填，扳開吸嘴，將膠囊放入底座凹槽，蓋回吸嘴並朝上，同時按壓兩側按鈕到底後放開，即完成充填。

   三種吸入器吸入步驟均為吐氣、吸氣、閉氣，吐，一邊微微向前傾，一邊慢慢、深深的吐氣，特別注意不可以對著吸嘴吐氣；吸，吸氣時手持吸入器下半部，含住吸嘴，同時將背挺直、挺胸，並快速、大力深吸氣；閉，吸完氣後閉氣約5到10秒鐘，若擔心沒有吸入完全，可以重複吐氣、吸氣與閉氣步驟；蓋，完成吸入後，將蓋子蓋回，若為吸入膠囊，須

先將空膠囊殼取出丟棄後再蓋上蓋子；如需吸入兩個劑量，間隔約一分鐘，再重複前面六個步驟。

8.2.9 緩釋型氣霧吸入器

緩釋型氣霧吸入器（舒沛噴型）將藥物以氣霧形式噴出，此類藥物作為日常控制疾病使用，非急救用藥（圖8-2-8）。

第一次使用的前置步驟，分別為組裝藥罐與捨棄前三次藥量，組裝藥罐，按壓側邊安全

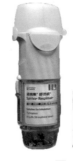

● 圖8-2-8　緩釋型氣霧吸入器

扣，拔下透明底座後，將其對準藥罐用力下壓，再將透明蓋裝上底座，會聽到「咔嗒」聲，注意裝回底座後請勿再取下；捨棄前三次藥量，操作步驟為按照箭頭方向旋轉底座，打開上蓋，將噴嘴朝向地面按壓給藥按鈕，確定有薄霧噴出，再蓋緊上蓋，接著重複兩次上述操作步驟，共三次。高齡者若不易操作，可貼上步驟貼紙說明或由照護者協助操作。

緩釋型氣霧吸入器使用口訣：轉、開、吐、吸、閉、蓋（圖8-2-9）。

轉，依照箭頭方向旋轉底座半圈，聽到咔嗒聲；開，將蓋子完全打開；吐，一邊微微向前傾，一邊慢慢、深深的吐氣，特別注意不可以對著吸嘴吐氣；吸，慢慢深吸氣同時按壓給藥按鈕，注意勿遮住通氣孔；閉，吸飽後閉氣約5到10秒；蓋，將蓋子緊閉，如需吸入兩個劑量，間隔約一分鐘，再重複以上步驟，

再來複習緩釋型氣霧吸入器使用口訣：轉、開、吐、吸、閉、蓋。

另外提醒，每週至少一次，使用濕紙巾清潔口含器，以及口含器內金屬部分，維持吸入器的整潔（圖8-2-10）。

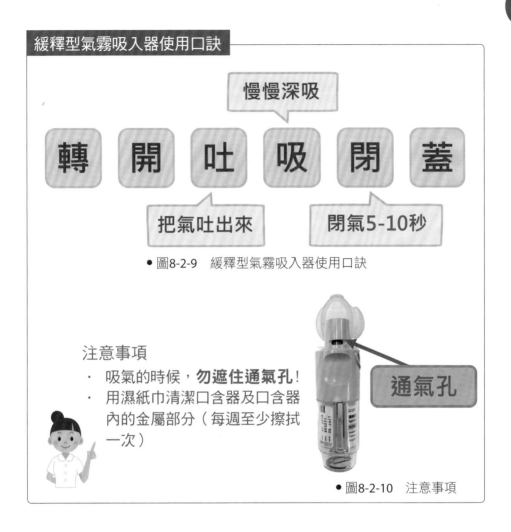

緩釋型氣霧吸入器使用口訣

慢慢深吸

轉　開　吐　吸　閉　蓋

把氣吐出來　　閉氣5-10秒

● 圖8-2-9　緩釋型氣霧吸入器使用口訣

注意事項
・ 吸氣的時候，**勿遮住通氣孔**！
・ 用濕紙巾清潔口含器及口含器內的金屬部分（每週至少擦拭一次）

通氣孔

● 圖8-2-10　注意事項

8.2.10 吸入器使用注意事項

如果吸入藥物含有類固醇成分，如吸必擴、潤娃易利達、使肺泰，肺舒坦、保衛康治喘樂等品項，使用完畢須漱口，方法為輕輕地漱5口以上（圖8-2-11），並注意漱口水不可以吞入，也須小心不要嗆到，如果高齡者無法進行漱口或是容易嗆咳時，由照護者洗淨雙手後，使用口腔棉棒或紗布沾飲用水，在兩頰內側、上顎、舌面、上下內側牙齦，輕輕的由內向外擦拭乾淨。

注意事項

含有類固醇的，使用後要漱口！

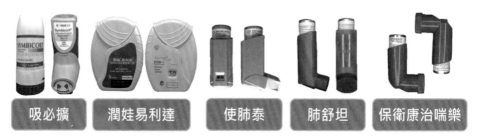

| 吸必擴 | 潤娃易利達 | 使肺泰 | 肺舒坦 | 保衛康治喘樂 |

● 圖8-2-11　含類固醇的吸入器注意事項

Q：如何判斷吸入器剩餘劑量？

A：可以參考吸入器小視窗。

- 使肺泰250優氟吸入器的劑量顯示窗在吸嘴背側（圖8-2-12）。
- 易利達型吸入器小視窗在瓶身，每打開一次蓋子，數字就會遞減（圖8-2-13）。
- 都保型吸入器小視窗在瓶身（圖8-2-14），劑量每隔20個會標示一次，若視窗顯示全部都是紅色，代表藥物已經使用完，因此當劑量窗格有紅色慢慢出現時，提醒記得回診領藥。
- 吸必擴氣化噴霧劑劑量顯示於吸入器頂部有計數器，指針指到的數字代表剩餘劑量，當指針指到黃色背景時，代表劑量低於20，提醒盡快回診領藥。
- 舒沛噴型吸入器（圖8-2-15）判斷剩餘劑量方式：劑量顯示在瓶身側邊，指針指的數字代表剩餘劑量，當指針指到紅色區域，代表劑量不到14，提醒盡快回診領藥。

如何判斷吸入器剩餘劑量？

吸入器剩餘劑量可以參考吸入器小視窗。

使肺泰250優氟吸入劑

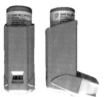

- 圖8-2-12　使肺泰250優氟吸入劑

安肺樂易利達　　**潤娃易利達**　　**英克賜易利達**

- 圖8-2-13　安肺樂易利達、潤娃易利達、英克賜易利達

吸必擴都保吸入劑

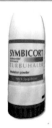

- 圖8-2-14　吸必擴都保吸入劑

適喘樂舒沛噴　　**適倍樂舒沛噴**

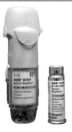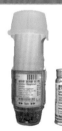

- 圖8-2-15　適喘樂舒沛噴、適倍樂舒沛噴

Q：如果不會使用吸入器？

A：以下三個管道可以進行諮詢。

　　第一為候藥區諮詢窗口，第二是成大藥劑部網站衛教園地，第三是附近健保藥局。

　　以成大藥劑部網站衛教園地為例，進入成大藥劑部網站首頁後，在右側有衛教園地（圖8-2-16），內含多種吸入器使用方式影片可供觀看（圖8-2-17），另外，成大醫院藥劑部藥品諮詢窗口服務時間為，每週一至每週五早上九點到下午五點（圖8-2-18）。

吸入器諮詢管道

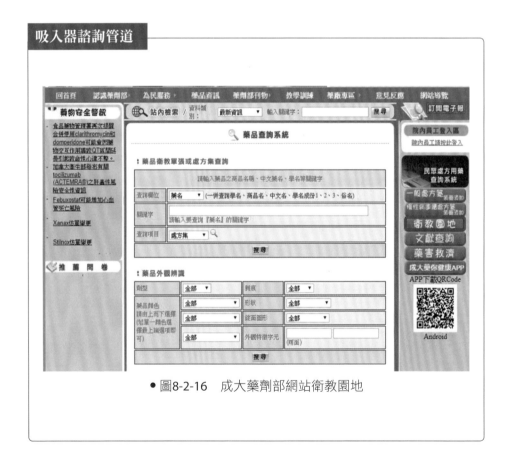

● 圖8-2-16　成大藥劑部網站衛教園地

吸入器諮詢管道

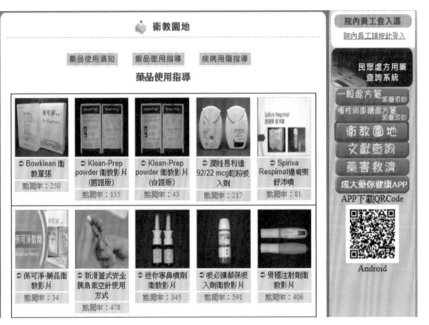

● 圖8-2-17　吸入器衛教影片

候藥區諮詢窗口

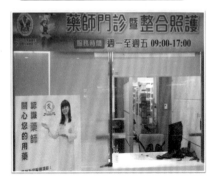

藥物諮詢台服務時間

週一至週五　9:00～17:00

藥物諮詢電話

週一至週五：(06)-235 3535轉4906
例假日：(06)-235 3535轉2502

● 圖8-2-18　候藥區諮詢窗口

8.2.11 照護者的角色

　　高齡者在使用吸入器時，可能會遇到手無力、吸入困難、無法穩定吸氣吐氣、手口不協調，按壓藥品無法同時吸入藥品或是手抖等問題，因此高齡者使用吸入器時，能有照護者提供適當協助是非常重要的。

　　使用吸入器前，**照護者可以提醒使用步驟與吐氣時勿對著吸嘴吐氣**；使用吸入器中，照護者也要觀察使用情形，並適時給予協助，例如若高齡者有手抖問題時，照護者就可協助穩定手部動作，或高齡者有手無力問題，照護者就可幫忙轉或壓吸入器等步驟，使用吸入劑後，若是含有類固醇藥物，照護者可提醒高齡者須做口腔清潔，或使用棉棒、紗布等協助清潔，最後，協助留意吸入器剩餘劑量，若將用罄協助安排回診領藥（圖8-2-19）。

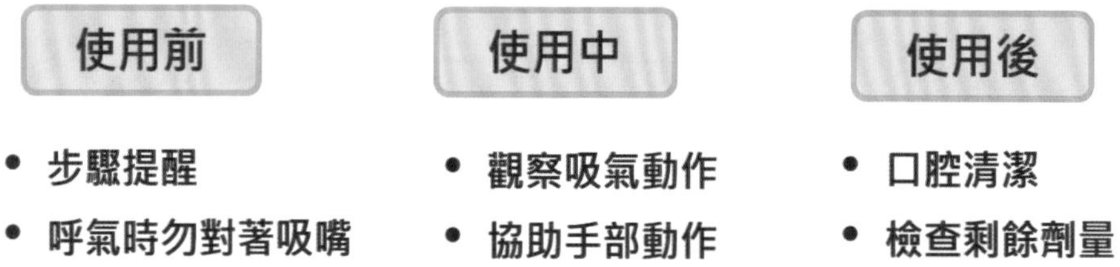

使用前	使用中	使用後
• 步驟提醒 • 呼氣時勿對著吸嘴	• 觀察吸氣動作 • 協助手部動作	• 口腔清潔 • 檢查剩餘劑量

● 圖8-2-19　照護者角色

第三節　高齡者特殊用藥處理（如管灌、需要特別監測藥物濃度）

本章節將介紹磨粉適用對象、注意事項與藥品介紹，並說明高齡者在特殊用藥處理方式（含灌藥、管制藥品使用方式）。

8.3.1 不可磨粉之口服藥物特殊劑型

需要磨粉的患者，主要以年長者、幼童、吞嚥有困難的患者與管灌病人。而所有藥品都可以磨粉嗎？答案是不行的，並非所有藥品都可以磨粉。以下就口服藥物不同劑型（皆不可磨粉）作說明。

1　舌下錠

如果藥品為舌下錠劑型則不建議磨粉。什麼是舌下錠？藥物放置在舌頭底下，藉由唾液讓藥品自動崩散，再經由舌下血管，快速將藥品分子帶到作用部位（圖8-3-1），這種藥品是不能磨粉的，因為放置在舌下就會崩散，如果口服或磨粉經由腸道吸收代謝，就會使藥效降低，例如：耐絞寧錠屬於舌下含錠，它的作用就是在急性心絞痛時，快速將耐絞寧錠放置在舌下，若使用錯誤，將會降低效果，或是沒辦法及時達到藥效，可能會產生危險（圖8-3-2）。

2.　口溶錠

口溶錠放置在口腔內就會溶解、崩散，僅需要少許唾液，不需要磨粉。因此，對於吞嚥困難的人或幼童非常方便。此外，**口溶錠可以配水整顆吞服**（圖8-3-3），在成大藥袋及錠劑都可看到口溶錠標示與註記，特別的注意事項為「放置在舌上」吞服（圖8-3-4）。

不可磨粉之口服藥特殊劑型

什麼是舌下錠？

藥品置於舌頭底下，
藉著唾液讓藥物自動崩散，
再經由舌下的血管
很快地將藥物分子攜帶到作用部位。

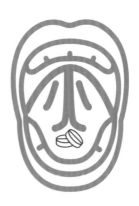

● 圖8-3-1　舌下錠

舉例

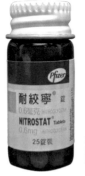

救心！

國立成功大學醫學院附設醫院

National Cheng Kung University Hospital

好健康先生		門診大樓1號窗口	領藥號：1103
日期：108/10/29	年齡：85歲	病歷號：66666	藥袋數：1-1

【藥名/含量】	Nitroglycerin SL 0.6mg/tab (Nitrostat)
【中文 藥名】	耐絞寧錠
【藥品/外觀】	白色扁圓錠劑，一面有N字元，另一面有6字元
【廠　　牌】	Pfizer Pharmaceuticals LLC (輝瑞) / 波多黎各
【用　　法】	舌下含錠
	當急性心絞痛第一徵象發作時，迅速將一粒耐絞寧錠放到舌下或口腔頰中，使其溶化吸收
【天數/總量】	28天　　共　1　瓶
【治療 用途】	狹心症
【注意 事項】	盡量避免用手直接碰觸藥品。取用後應儘速栓緊瓶蓋。不可與威而剛、樂威壯、犀利士併用。
【副 作 用】	頭痛、低血壓、噁心、嘔吐
【儲存 方式】	25℃以下保存，避免潮濕或貼身存放。

處方醫師:高伊述　　調劑藥師:甄正好

● 圖8-3-2　舌下錠（舉例）

不可磨粉之口服藥特殊劑型

什麼是口溶錠？

藥品於口中可迅速溶解或崩散
有吞嚥困難者不需磨粉也可方便服用

為什麼不需要磨粉？

口溶錠可以配水整顆吞下肚

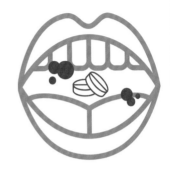

● 圖8-3-3　口溶錠

舉例

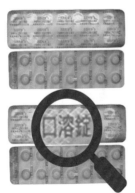

口溶錠

國立成功大學醫學院附設醫院

National Cheng Kung University Hospital

好健康先生	門診大樓1號窗口		領藥號：1103
日期: 108/10/29	年齡：85歲	病歷號:66666	藥袋數：1-1

【藥名/含量】	tamSuLosin 0.2mg/tab (Harnalidge D)
【中文藥名】	活路利淨D 持續釋放口溶錠0.2毫克 (14/片)
【藥品/外觀】	白色凸圓錠劑,一面有557字元
【廠　　牌】	Astellas Pharma Tech (安斯泰來)/日本
【用　　法】	口服
	飯後使用，每天1次，每次1錠
【天數/總量】	28天　　　　共 28 顆
【治療用途】	攝護腺肥大所伴隨的排尿困難、排尿困難
【注意事項】	**置於舌上，藥品溶解後吞下**
【副作用】	嗜睡、暈眩、頭痛、胃腸不適、姿態性低血壓
【儲存方式】	15-30℃儲存

處方醫師:高伊述　　　調劑藥師:甄正好

● 圖8-3-4　口溶錠（舉例）

3. 易潮解藥品

另一種不建議磨粉為易潮解藥品，這類藥品容易吸收空氣中的水氣，
一但磨粉後，藥品會與空氣增加接觸面積，容易**吸收空氣中水氣而結
塊**，造成**藥品不易保存或藥效降低**，此特性導致不建議磨粉的原因。
如果特殊情形下必須一定要磨粉，則在服用前才磨粉，避免潮解情況
（圖8-3-5）。例如，俗稱的阿斯匹靈，作用是抗凝血、預防血液凝結
作用，儲存方式是乾燥儲存，如果沒有適當儲存方式可能會受潮，然
後潮解成水楊酸，且沒有預防血液凝結功用，還可能產生對胃有刺激
性，因此如果必須要使用藥品前再磨粉，就可以避免潮解狀況發生。

4. 緩釋劑

緩釋劑類藥品利用特殊設計，**讓藥物成分隨著時間緩慢釋放，延長在
體內作用時間**（圖8-3-6）。那為什麼緩釋劑不能磨粉？因為原本藥
物會隨著時間緩慢釋放產生作用，如果磨粉則破壞劑型，導致快速釋
放，若短時間釋放過多劑量，就會造成毒性或副作用產生（圖8-3-
7），恆脈循持續性膜衣錠作用是降血壓，會隨著時間緩慢釋放，來
達到血壓控制效果，如果破壞劑型就會釋放過多劑量，血壓會突然降
到太低，可能會產生頭暈，或其他不舒服的症狀，因此看到持續
性、長效、緩釋、持續釋等字，代表為緩釋劑型，注意事項會有整錠
吞服、可嚼碎或分半使用等，這類藥品就不建議磨粉（圖8-3-8）。

5. 腸溶錠

腸溶錠，顧名思義指的是吞服後會經過胃到小腸，藥品由腸道釋出溶
解，可以達到特殊目的，這種劑型設計可以針對特殊作用部位，保護
藥品不被胃酸破壞；或藥品本身對胃如果會有刺激性，腸溶錠設計可
避免此副作用，亦可以達到療效（圖8-3-9），在藥袋或藥品上可以
看到腸溶膜衣錠的文字，特別注意腸溶錠使用方式以整粒吞服，不宜
咬碎或不宜磨粉（圖8-3-10）。

不可磨粉之口服藥特殊劑型

易潮解藥品為什麼不建議磨粉？

❶ 磨粉後與空氣接觸面積增加，
容易吸收濕氣而結塊，
導致藥效降低或變質。

❷ 如果有磨粉需要，
可以在服藥前再磨。

● 圖8-3-5　易潮解藥品

什麼是緩釋劑？

利用特殊設計
讓藥品在體內慢慢的釋放出來
延長藥品在體內的作用時間

● 圖8-3-6　緩釋劑

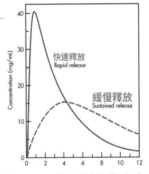

快速釋放
Rapid release

緩慢釋放
Sustained release

● 圖8-3-7　緩釋劑藥物血中濃度

舉例

○ 長效、緩釋或持續釋字眼

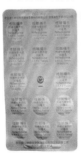
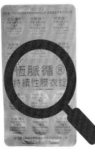

國立成功大學醫學院附設醫院
National Cheng Kung University Hospital

好健康先生　門診大樓1號窗口　領藥號：1103
日期：108/10/29　年齡：85歲　病歷號：66666　藥袋數：1-1

【藥名/含量】	Nifedipine SR 30mg/tab
【中文藥名】	恆脈循持續性膜衣錠30毫克
【藥品/外觀】	膚色凸橢圓錠劑
【廠　　牌】	China Chemical & Pharmaceutical Co., Ltd. (CCPC)（中國化學製藥）／ 臺灣
【用　　法】	口服　一天一次，每次1錠
【天數/總量】	28天　共 28 錠
【治療用途】	狹心症、高血壓
【注意事項】	須整錠吞服，不可嚼碎或分半服用；勿併服葡萄柚汁；藥錠若排出體外為正常現象
【副作用】	嗜睡、暈眩、頭痛、臉部潮紅、視力模糊
【儲存方式】	室溫儲存

整錠吞服，不可嚼碎或分半服用

處方醫師:高伊述　調劑藥師:甄正好

● 圖8-3-8　緩釋劑（舉例）

不可磨粉之口服藥特殊劑型

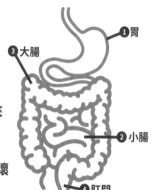

什麼是腸溶劑？

- 利用特殊設計讓藥品**在腸道釋放**出來達到某些特殊目的

- 例如：
  特殊作用部位、保護藥品**不被胃酸破壞**或藥品本身對於胃會有**刺激性**。

為什麼不能磨粉？

避免**破壞劑型**，
改變**藥品作用位置**或是提早作用，
造成**療效不佳**或是**副作用**產生。

- 圖8-3-9　腸溶錠

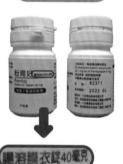

腸溶錠

腸溶膜衣錠40毫克

國立成功大學醫學院附設醫院

National Cheng Kung University Hospital

好健康 先生	門診大樓1號窗口		領藥號：1103
日期：108/10/29	年齡：85歲	病歷號:66666	藥袋數：1-1
【藥名/含量】	Pantoprazole 40mg/tab (Panho)		
【中文 藥名】	盼胃好腸溶膜衣錠		
【藥品/外觀】	黃色凸橢圓錠劑		
【廠　　牌】	Shou Chan (十全實業) ／ 臺灣		
【用　　法】	口服		
	飯前使用，每天1次，每次1錠		
【天數/總量】	7天	共 7 錠	
【治療 用途】	胃腸潰瘍, 逆流性食道炎		
【注意 事項】	整粒吞服，避免咬碎		
【副 作 用】	上腹部疼痛,口乾, 皮疹, 脹氣, 視力模糊, 便秘, 暈眩, 腹瀉, 嘔吐, 噁心。		
【儲存 方式】	小於25℃		
處方醫師:高伊述		調劑藥師:飯正好	

整粒吞服，避免咬碎

- 圖8-3-10　腸溶錠（舉例）

8.3.2 高危險藥品

　　高危險藥品，例如：**抗癌藥品**或**賀爾蒙製劑**，人體曝露後可能會有**致癌性**，或**致畸胎性**風險的藥品，特別注意不能自行磨粉，因為可能會讓人員或環境曝露此高危險藥品，造成高危險性或環境污染，因此在使用前要先諮詢專業人員，並使用手套、口罩等防護措施來進行磨粉。

8.3.3 不能磨粉又不能吞服的藥品，有什麼解決辦法？

　　可以向醫師或藥師告知病人有吞嚥困難的狀況，與醫師討論由醫師更改藥物、或改變同成分不同劑型藥物，例如液劑、糖漿等，則適合吞嚥困難病患使用。

同時可以諮詢藥師是否適合採取以下方法：

1.　部分緩釋錠可以剝半服用（需參照藥物說明），但仍不可以磨粉或嚼碎。

2.　部分藥物易溶解，可以先泡在開水（常溫）中，使其溶解後再服用。

3.　部分藥物膠囊可以打開服用，但是切記不可以磨粉或嚼碎。

8.3.4 在家磨粉注意事項：

　　要留意在使用前才磨當次使用藥物，才能確保藥物安定性和穩定性，不可事先全部磨好置放。其次，要留意磨粉技巧，可以先碾壓後再研碎，確保藥物不會飛濺，影響到使用劑量，並且每次磨粉完後都要清洗磨粉器具與晾乾，才能避免下次磨粉產生污染（圖8-3-11）。

○服藥前才磨粉，確保藥品安定性，也可避免污染的問題。

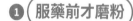 ❶ 服藥前才磨粉　　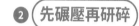 ❷ 先碾壓再研碎　　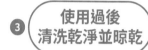 ❸ 使用過後 清洗乾淨並晾乾

● 圖8-3-11　在家磨粉的注意事項

8.3.5 管灌藥品前的準備與步驟（圖8-3-12）

1. 事前準備動作為灌藥前要洗淨雙手，協助病人坐起，或將床頭抬高至60度。

2. 在每次灌藥前用灌食空針反抽，評估鼻胃管位置是否正確，再將10至30毫升溫開水，以針筒推送方式沖洗管路。

3. 注意在灌藥前，需評估藥物劑型，如果是可以磨粉的錠劑，要完全搗碎與磨細後，加入溫開水溶解藥粉，等待2至5分鐘充分溶解；若藥品劑型是水劑，則須要加入2至3倍溫開水進行稀釋。

4. 進行藥物管灌步驟（圖8-3-13）：

   (1) 將30毫升溫開水沖入鼻胃管內，將藥物緩緩倒入灌食空針內，利用重力使之流入進行管灌藥物。

   (2) 如果藥品數目大於六顆以上，或困難管灌藥物（如黏度較高情形），建議以針芯緩慢推送方式進行灌藥，記得粉劑與水劑藥物要分開管灌，中間要沖入5至10毫升溫開水清洗管路。

   (3) 藥物全部管灌完後，以30毫升溫開水沖洗管路，並且關閉管子末端開口來結束灌藥。

管灌藥品前的準備與步驟

① 洗手　　　協助坐起 或 將床頭抬高 60度

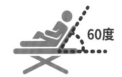

60度

② 每次灌藥前以灌食空針反抽，
評估鼻胃管的位置是否正確

將10-30cc溫開水
以針筒推送的方式沖洗管路

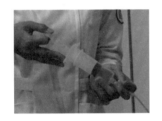
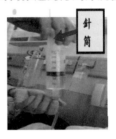

針筒

③ 事先評估藥物的劑型，
可磨粉錠劑需完全搗碎磨細

加入溫開水溶解藥粉，
等待2-5 分鐘充分溶解。
若為水劑，需加入2-3 倍之溫開水稀釋。

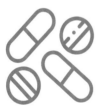
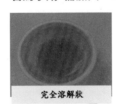

完全溶解狀

● 圖8-3-12　灌藥前準備

灌藥的準備與步驟

❹ 將30cc溫開水沖入鼻胃管內

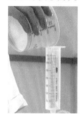

將藥物緩緩倒入灌食空針內，利用**重力**使之流入。

若藥物數目大於六顆以上或困難管灌藥物建議以**針芯緩慢推送**的方式灌藥

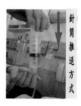

針筒推送方式

粉劑藥物要與水劑藥物**分開**灌，中間要沖入 5cc-10cc溫開水

藥物全部灌完後，以**30cc溫開水沖洗管路**

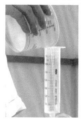

關閉管子末端開口

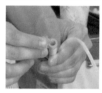

參考資料：成大醫院護理部衛教園地

● 圖8-3-13 　灌藥步驟

8.3.6 管灌藥品注意事項

　　管灌藥品時需注意一些事情才能避免影響藥物的效果，有以下幾點：

1. 每天第一次執行管灌前，要將30毫升溫開水以針筒推送方式沖洗管路，

2. 藥物與食物不可以一起管灌，兩者間隔至少30分鐘，如果是要飯前空腹食用的藥物，至少要與食物間隔一小時再進行灌食。

3. 灌藥順序複習：首先沖30毫升溫開水→灌入完全溶解後的藥粉→沖5到10毫升溫開水→灌水劑藥水→再沖30毫升溫開水後結束管灌（圖8-3-14）。

⭕ **每天第一次執行**管灌前**需將**30cc溫開水**以針筒推送**的方式沖洗管路。

⭕ 藥物**與**食物**不可一起**管灌，間隔**至少**三十分鐘

⭕ 飯前空腹藥物**至少與**食物間隔一小時**再進行**灌食。

⭕ **灌藥順序：**
沖溫開水→**灌**溶解後藥粉→ **沖溫開水**→**灌**水劑的藥水→ **沖溫開水**
　(30cc)　　　　　　　　　　　(5-10cc)　　　　　　　　　(30cc)

● 圖8-3-14　注意事項

8.3.7 不同藥物劑型之管灌技巧介紹

1. **腸溶顆粒劑型**

   此類膠囊內含小顆粒，可以單獨投入空針內進行管灌，常見藥品如伯基（Bokey, aspirin），此類膠囊可以打開服用，但是不可以將小顆粒磨粉或嚼碎（圖8-3-15）。

2. **軟膠囊劑型**

   軟膠囊劑型，可以將膠囊末端刺破後，擠出膠囊內油狀成分，再用30毫升溫開水稀釋給予管灌，常見藥物有活維軟膠囊（圖8-3-16）

3. **散劑**

   散劑，管灌時至少用80毫升溫開水稀釋，並且在5分鐘內完成管灌，避免藥品凝固，常見藥物有車錢子散、可麗舒散、順鉀美散等（圖8-3-17）。

4. **糖漿劑型**

   糖漿劑型，建議以2至3倍的水稀釋，攪拌後再進行管灌，常見藥物有樂多糖漿（圖8-3-18）。

不同藥物劑型之管灌技巧

此類膠囊 可打開服用，但不可磨粉或嚼碎

用法 內含小顆粒單獨投入空針內管灌

例子 Bokey伯基

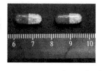

● 圖8-3-15　腸溶顆粒劑型

用法 將膠囊末端刺破後擠出油狀成分，再以30CC溫開水稀釋後管灌給予

例子 U-ca活維軟膠囊

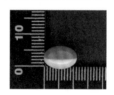

● 圖8-3-16　軟膠囊劑型

用法 至少以80mL的溫開水稀釋，5分鐘內管灌完成，避免凝固。

例子

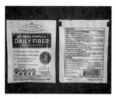
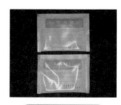
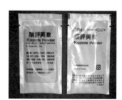

Psyllium Powder 車錢子散　　Cholestyramine 可麗舒散　　Kuzem Powder 順鉀美散

● 圖8-3-17　散劑

不同藥物劑型之管灌技巧

（用法）將建議先用2-3倍的水稀釋，
攪拌後再管灌。

（例子）Lactulose樂多糖漿

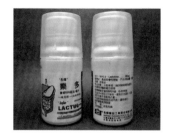

● 圖8-3-18　糖漿劑型

8.3.8 總結

　　高齡患者會遇到吞嚥困難或是需要管灌，在使用藥物時則需要特別留意特殊藥物劑型設計與特性。以上內容介紹為**不建議磨粉的藥物劑型，如舌下錠、口溶錠、易潮解藥品、緩釋劑和腸溶錠**。如果遇到須磨粉高危險藥品時，則需要諮詢醫療專業人員後再進行，但如果藥物劑型設計是不能磨粉，則可以和醫師討論由醫師評估更改藥物，或改變藥品劑型或詢問藥師關於藥物是否可以剝半、泡水溶解或打開膠囊使用；在家磨粉時，要注意**服藥前才磨當次份量**，磨粉技巧是**先碾壓藥品，再進行研碎**，每一次磨粉後需清潔磨粉器具與晾乾（圖8-3-19）。

　　管灌患者使用藥物時，則需每天第一次管灌前，使用30毫升溫開水以針芯推送方式沖洗管路，灌藥前與管灌完成後，依照前述灌藥步驟執行管灌。藥物需留意粉劑藥物要與水劑藥物分開管灌，中間要沖入5至10毫升溫開水清洗管路，灌藥前與灌藥完成後，皆要用30毫升溫開水沖洗管路。特殊劑型，例如：腸溶顆粒、軟膠囊、散劑與糖漿劑等，要注意有其相對應的管灌技巧，如果還有磨粉或灌藥相關問題，請先諮詢藥師再做處理，才能讓藥物產生適當的療效（圖8-3-20）。

◯ **不建議磨粉的藥物劑型有：**
舌下錠、口溶錠、易潮解藥品、緩釋劑、腸溶錠等

◯ **高危險藥品磨粉需要諮詢專業人員後才進行**

◯ **不宜磨粉的解決辦法：**
和醫師討論更改藥品(或改變劑型)、
諮詢藥師藥物可否剝半、用水溶解或是打開膠囊使用

◯ **在家磨粉的注意事項：**
服藥前才磨粉、磨粉技巧為先碾壓再研碎、使用過後清洗器具並晾乾

● 圖8-3-19　總結（磨粉）

◯ **每天第一次管灌前需用30cc溫開水以針芯推送的方式沖洗管路，**
灌藥前準備完成後，依照灌藥步驟執行

◯ 粉劑藥物要與水劑藥物分開灌，且中間要沖入 5cc-10cc 溫開水

◯ **管灌前與管灌完成後皆需用30cc溫開水沖洗管路**

● 圖8-3-20　總結（管灌）

8.3.9 Q&A 問答

Q：請問下列那些藥品不建議磨粉？
1. 易潮解藥品
2. 舌下錠
3. 口溶錠
4. 以上皆是

A：「以上皆是」。易潮解藥品、舌下錠與口溶錠都是不建議磨粉。

Q：請問哪一個是藥品不能磨粉的原因？
1. 破壞藥品劑型
2. 藥品容易變質
3. 藥可能刺激腸胃
4. 以上皆是

A：「以上皆是」。

Q：請問如何確認藥品是否能磨粉？
1. 領藥時詢問藥師。
2. 不管！我全要磨粉。

A：「領藥時詢問藥師」。

Q：請問下列在家磨粉的注意事項，何者為非？
1. 服藥前才磨
2. 加果汁一起磨
3. 清洗磨粉器具
4. 先碾壓再研碎

A：「加果汁一起磨」。切記在家時，磨粉要以當次份量再磨粉，且每次磨粉完要清洗磨粉器具與晾乾器具。另外，磨粉技巧是先將藥品碾壓，然後再進行研碎。

參考文獻

1. 衛生福利部。取自https://www.mohw.gov.tw/

2. 衛生福利部國民健康署健康九九。心血管疾病吃藥，只要避開葡萄柚就好？取自https://health99.hpa.gov.tw/rumor/2967

3. 臺大醫院。藥品與食品交互作用。取自https://epaper.ntuh.gov.tw/health/201705/project_3.html

4. 奇美醫院藥劑部。食品藥物交互作用。取自https://chimeipharm.org/index.php/patient/food#

5. 郭炳宏、林慶雄、鄭世隆、王鶴健、李岡遠、夏德椿、謝孟哲、杭良文、劉世豐、彭殿王、林鴻銓、李政宏、許正園、許超群、邱國欽（2006）。**第一次使用吸入器就上手：氣喘與慢性阻塞性肺病吸入治療**。臺灣胸腔暨重症加護醫學會。

6. 成大醫院藥劑部。藥品查詢系統。取自https://nckupharmacy.hosp.ncku.edu.tw/newhomepage/index.asp

7. 成大醫院護理部。00-2-007鼻胃管灌食技巧與方法。取自https://nd.hosp.ncku.edu.tw/nursedp/index_1.asp?a=UE49MiZjb25uYj0y

8. White, R., & Bradnam, V. (2011). *Handbook of Drug Administration Via Enteral Feeding Tubes* (2nd ed.). Pharmaceutical Press.

第九章
社區高齡者用藥照護案例及血脂異常與失智症用藥Q&A

陳柔謙護理師
社區護理師
糖尿病衛教師
耆樂居家長照機構負責人

羅玉岱醫師
國立成功大學醫學院附設醫院高齡醫學部主治醫師

 課程影片

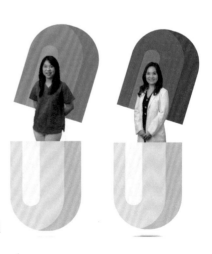

1. 掃瞄QR Code
2. 進入國立成功大學線上學習平台
   https://www.nlearning.ncku.edu.tw/nlearning/
3. 登入／註冊（未註冊者請先註冊加入會員）
4. 首頁→醫療→高齡長者用藥與飲食保健自我照
   顧課程→第九週：Case study and Q＆A

第一節　社區高齡者用藥照護案例

　　本章節將介紹高齡者用藥與照護衛教，要注意的照顧部分。特別是在社區裡，很多慢性病其中一項就是糖尿病，高齡糖尿病族群其實很多，所以會特別在高齡用藥與糖尿病照護部分進行衛教。

9.1.1 多重慢性疾病、多重用藥問題

　　高齡者很多都有多重慢性疾病及多重用藥問題，臨床上、社區裡，過去研究發現，高齡者如果長期服用多種藥物，可能會增加不適當的用藥風險，造成藥物不良反應，所以是這個問題的高危險族群。

　　當高齡者有很多疾病時，會去醫院看很多科別，不同科別都開藥，就會產生開立很多藥物的狀況（註：平均4.6種慢性病用藥；41.6%有5種以上用藥；8.4%是超過10種藥物），當多種藥物合併使用時，不僅會增加醫療和管理成本，也會使高齡者處於藥物不良反應、藥物交互作用，還有醫囑遵從性問題，而危機就在這裡面慢慢發生（註：如發生認知障礙、跌倒、急診住院率及死亡率上升等）。

9.1.2 高齡者居家常見用藥問題原因

　　筆者在臨床上幫助社區病人執行服藥業務，或是檢視高齡者居家常見使用藥物問題後，整理出一些常見原因，例如聽力問題，聽力慢慢退化，所以在領藥時聽不清楚要如何吃藥。或是因為視力不佳、視力慢慢退化，看不清楚藥袋上面說明如何吃藥。或高齡者開始有認知障礙，或本身不識字，根本就看不懂藥袋上面寫如何吃藥。

　　有時候是多重原因造成，因為視力不佳、看不懂字、記錯了、看錯了，都有可能，最後對於藥物治療的必要性不了解，覺得藥物沒有幫助，不一定要吃，或是多吃一點，就會產生忘記吃藥、自行調藥、自行停藥、合併多重處方等問題。例如在社區裡常看到高齡糖尿病人要控制血

糖，又自已去抓藥草或偏方，進行一些非處方藥物治療，就會有合併多重藥物服用的問題，另外還有服用存藥、贈藥的問題（圖9-1-1），在社區裡也常發現因為頭痛，就先服用別人給的藥（註：自行購買止痛藥或使用他人保存的藥物，但不見得適合本人服用），但是頭痛病因有很多種，高齡者因為不理解藥物對於疾病治療的重要性、必要性，會覺得反正頭痛應該一樣，我的藥也可以分你吃，而因為這些原因加總起來，可能導致如延誤就醫等等不良的結果產生。

原因

- 聽力減退沒聽清楚醫囑、
- 視力不佳、
- 認知障礙、
- 不認識字無法閱讀
- 看錯處方說明，
- 對使用藥物治療疾病的必要性不了解

結果

- 吃錯藥
- 忘記吃藥(給藥時間複雜)
- 自行調藥、停藥、
  併用多種處方及非處方
- 服用存藥或贈藥等問題

● 圖9-1-1　高齡者居家常見用藥問題原因

9.1.3 護理師在老年用藥的照護角色

護理師在高齡者用藥的照顧裡，扮演關鍵角色。不管是護理師或任何專業人員，只要是第一線照顧者，首先，要評估高齡者目前的身體健康狀況，使用藥物的種類、數量以及服用的劑量，還要評估高齡者的認知功能狀況是否能夠清楚識別藥物、是否知道在哪些時間服用、藥品存放正確性，此外還要了解高齡者的服藥遵從性（例如：是否自行停藥或調藥等、忘記吃藥、吃錯藥等）。

其次，就是應該主動跟醫師討論高齡者用藥狀況與過去病史，很多高齡者有疼痛問題，醫師會開立止痛藥，但若所謂NSAIDs這類止痛藥（非類固醇消炎止痛劑），必須了解個案是否有消化性潰瘍病史，因為可能會

增加腸胃道不適，甚至導致出血問題。

　　最後要注意有沒有不良藥物反應，例如治療感冒的抗組織胺，可能照顧的高齡者已經吃很多慢性病藥物，但是剛好最近有感冒合併流鼻水與鼻塞症狀，醫生針對疾病狀況開抗組織胺藥物，但這類藥品可能造成高齡者產生昏昏欲睡、排尿不便等副作用，如果同時合併平日有使用安眠藥，可能會造成意識混亂，並增加跌倒風險。此外，服用安眠藥物時也要注意步態問題，例如高齡者平日步態已經不穩，但是又吃安眠藥來幫助睡眠，要小心會不會造成跌倒。所以要再次強調，平時高齡者的照護者，以及居家的專業人員，應該根據高齡者日常功能、步態、認知功能，有無過去病史，來審視藥物是不是會對高齡者造成不良影響，當然，高齡者有無同時服用其他中草藥，以及藥物存放位置的正確性等資訊，也都需要特別留意。

9.1.4 糖尿病人口

　　高齡族群有很多慢性病，尤其糖尿病人口很高，全球20歲至79歲人口中，估計有4億2,500萬人罹患糖尿病，台灣預估大約有220萬人罹患糖尿病（圖9-1-2），高齡者糖尿病比例在65歲以上的盛行率佔所有糖尿病人數，女生是56.3%、男生是44.6%，也就是65歲以上糖尿病人口，佔整個糖尿病人口數幾乎是一半，高齡者在糖尿病需要更多照顧技巧與知識，也需要讓高齡者了解如何照顧自己，以及怎麼正確服用藥物。高齡糖尿病人除了糖尿病的併發症外，各種老年病症候群風險也會增加，例如多重用藥、身體功能下降，衰弱、認知功能障礙、憂鬱、跌倒、尿失禁、營養不良等，這些症候群也會影響糖尿病的臨床處置與預後（圖9-1-3），因此更要用心照護高齡糖尿病人，特別是維持高齡者的功能狀態，避免身心社會功能的退化（可見第一章）。

高齡者糖尿病人口比例

全球 20 至 79 歲
的人口中，估計約
4 億 2,500 萬人
罹患糖尿病

2017

臺灣估計約
220萬人
罹患糖尿病

2014

資料來源：財團法人中華民國糖尿病學會（編）（2019）。
2019年老年糖尿病臨床照護手冊。

● 圖9-1-2　糖尿病人口

65 歲以上族群糖尿病盛行率		65 歲以上糖尿病人佔所有糖尿病人數	
男性	**女性**	**男性**	**女性**
39.2%	40.6%	44.6%	56.3%

■ 老年糖尿病患除會有許多併發症風險外，也會增加各式老年症候群風險，
例如：多重共病、多重用藥、身體功能下降、 衰弱、認知功能障礙、憂鬱
、跌倒、尿失 禁、失眠、營養不良等，即所謂「老年症候群」，而這些症
候群也會影響糖尿病的臨床處置與預後

資料來源：財團法人中華民國糖尿病學會（編）（2019）。**2019年老年糖尿病臨床照護手冊。**

● 圖9-1-3　高齡者糖尿病人口比例

9.1.5 照護經驗分享

老年人多重用藥問題，剛好又有糖尿病，要怎麼控制好血糖？要怎麼服用藥物？

個案一：阿伯，你都怎麼吃藥？

案例是一個75歲阿伯，在電話追蹤衛教時，他回家以後是否有好好地用藥，好好地照顧自己的血糖，詢問阿伯怎麼吃藥，有沒有吃對，阿伯就很豪氣的說，他藥全部都有吞下去。一般人聽完可能覺得有吃藥就好，但是如果進一步分析，要有警覺聽到阿伯這句話應該如何反應，第一個就是藥有一起吞下去，但是有沒有吃對？因為糖尿病藥物有分飯前、飯後、睡前，一起吞下去會不會是用藥的方式有誤？第二個警覺就是藥物有沒有吃對劑量，是否是有醫囑提到四分之一顆、二分之一顆，或是一整顆，如果同時需要胰島素注射，更要再進一步詢問是否有能力正確進行注射（圖9-1-4）。

經過衛教後：

我聽到阿伯把藥全部吞下去時，就請阿伯拿出藥袋詳細確認，在詢問時也要詢問病人教育程度，如果不識字也沒辦法確認藥袋資訊，接下來就是核對藥袋的劑量是不是正確，有沒有吃對時間（透過一一確認後），才因此發現（阿伯）飯前藥物跟飯後藥物一起吞下去，所以吃錯藥很可能時常在臨床發生，經過細心評估與衛教，再重新檢視服藥時間與劑量後，就會增進服藥遵從度，如此一來血糖的控制也可以獲得改善。

電話追蹤衛教

全部都一起吞阿
聽到這句話，你的反應是甚麼?

⚠️ **警覺1：** 是否藥物有吃對時間?(飯前,飯後,睡前)

⚠️ **警覺2：** 是否藥物有吃對劑量?(1/4顆,半顆,一顆)

● 圖9-1-4 個案一

個案二：怎麼保存和注射胰島素？

案例二是針對胰島素注射，因為有時候高齡者血糖高高低低，控制不錯就會吃口服藥，若血糖不穩定，醫生通常都會使用胰島素幫助病人控制血糖，筆者在去到個案家時，發現病人有口服藥物加胰島素注射藥劑（圖9-1-5）。

存放胰島素不像口服藥物放在室內，應該要置於冰箱裡保存，還沒有使用的胰島素要於冰箱冷藏2至8度C，開封後就不再冰回冰箱，應放置在室內較陰涼的位置，可以存放四周，醫生有時候會開比較多劑量慢箋，讓病人存放在家慢慢地注射，所以還沒有開封，就要先冰在冰箱。

另外放置藥物的冰箱空間不要存放太滿，因為會影響內部溫度，存放的位置建議在冰箱中間層，不要太靠出風口，因為冷風太冷也會影響保存，更不要放在側門，因為側門會開開關關，溫度不是很穩定。因此筆者在第一線社區家訪或照顧衛教時，對於有使用胰島素注射治療的病人，通常都會開冰箱檢查，把冰箱清出一部分空間，並且用盒子擺放整齊，按照胰島素的保存期限順序擺放，需要時就可以直接拿出來使用，才不會屆時在冰箱裡翻找。

最後就是胰島素注射相關用品應存放在固定位置，例如血糖、血糖機測量、採血針、試紙、血糖紀錄本、筆，胰島素、注射針頭與拋棄罐，都應該集中在同樣位置，方便每一天做好血糖自我管理與注射（圖9-1-5），固定時間注射。這是為了要幫助糖尿病人，養成固定採血來測量血糖的習慣與動機，了解自身血糖控制狀況，以及穩定打胰島素的習慣。這需要帶著家屬與病人一起討論，這些用品與儀器怎麼放在固定且看得到的地方，加強衛教每天早上起來第一件事情就是採血、驗血糖，然後注射胰島素。筆者在檢視這位個案家裡環境時發現，採血、驗血糖、打針的相關用品擺放位置隔得非常遠且十分分散，要花很多時間翻找物品，當然執行

胰島素注射或檢驗血糖的意願相對不高。所以後來跟病人與家屬討論後，先找了一個漂亮的盒子，遵循個案意願放在方便取得而且隨眼可見的位置，再請個案依每天的作息養成習慣，如此一來個案每天在固定的時間注射藥物、測量與紀錄血糖的意願就得以提升。

存放溫度
胰島素冷藏2-8度C；開封後存放室溫25度C可放4周

存放空間
冰箱勿存放太滿物品，會影響冰箱內部溫度

存放位置
胰島素存放在冰箱中間層，不要放太靠近冷風口，也不要放在側門邊

固定位置
血糖機、採血針、試紙、血糖紀錄本、筆、胰島素與注射針頭、
針頭拋棄罐，全部集中在固定存放位置，方便每日做好血糖自我控制

整理前　　　整理後

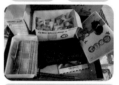

與血糖相關物品要固定位置

● 圖9-1-5　個案二

個案三：打過的針如何處理

　　至於使用過的針頭，另外準備一個空瓶子，將使用過的採血針／胰島素針頭全部收納在一起，不亂丟棄垃圾桶。雖然看起來都是小細節，但是透過好好整理的習慣，高齡者在落實這件事情時，其服藥遵從度、處理採血過程的可及性與方便性，都會大大提升，因此筆者的經驗是，病人都會很樂意去學習，也會很樂意的每天去做，對於整個用藥過程會有很大的幫助（圖9-1-6）。

　　本節就簡單介紹高齡者在居家服藥遵從性與用藥處理，特別是高齡糖尿病人，要如何協助他們規律地控制血糖，更清楚知道如何正確服藥，雖然都是生活上簡單的小動作與安排，但是如果做得很周全而且很方便時，可以提升高齡者用藥正確性與照顧效率。

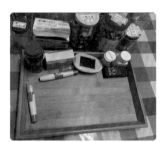 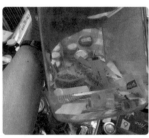 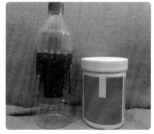

● 圖9-1-6　個案三

第一節　高齡者血脂異常用藥Q&A

問題一

Q：家中的長輩看網路提到說高血脂症，只要不吃蛋黃跟海鮮就好了，可是我們又怕他營養不夠，請問，只要不吃蛋黃跟海鮮，就能真的避免高血脂嗎？

A：這是一個很好的問題，因為很多的民眾都有一個觀念，覺得血脂異常跟我們吃的食物有很大的關係，可是其實身體自己會製造膽固醇，還有三酸甘油酯，所以呢，大部分的血脂肪是身體製造的，少部分才是從嘴巴吃進去的，那最近國外的研究告訴我們，要降低高血脂症，可能要減少增加血糖的食物，像馬鈴薯、麵包、甜食這些食物，而不是不要吃海鮮或蛋黃這些食物，那其實要預防高血脂，從食物的攝取，其實是還要其次，我們最主要是要不抽菸、不喝酒、多運動，有一個健康的生活習慣，還有要配合醫生定期抽膽固醇，還有三酸甘油酯的指數，這樣才是預防血脂異常的好方法。

問題二

Q：羅醫師您好，我母親她最近追蹤完高血脂指數正常後，她就開始不吃藥了，請問只要她的指數正常，就可以不用再繼續吃藥了嗎？

A：這個門診會常常遇到病人，因為抽血正常了，就貿然地停藥，那其實是一件很危險的事情，因為研究告訴我們，原來有吃高血脂用藥的病人，突然間停藥的話，血管會更厲害地發炎，因為膽固醇的指數控制得好，主要是藥物的作用，所以呢，當我們抽血，如果我們的指數是正常的時候，希望大家不要自己把藥物停掉，先回診跟醫生討論，是不是要先做減藥的動作，那後續呢，還要定期的抽血，再來做藥物的調整，千萬不要貿然停藥造成血管厲害的發炎。

問題三

Q：最近70幾歲的阿嬤已經服藥多年，但在公園與其他長輩聊天後得知吃高血脂的藥物會影響肝腎功能，所以阿嬤很怕這樣的副作用，她就開始不想吃藥了，請問羅醫師您覺得應該要怎麼辦呢？

A：其實台灣民眾，真的好像都會很擔心藥物對肝臟還有腎臟的影響，阿嬤的擔心也不是沒有原因的，降血脂的藥物，它大部分都是從肝臟代謝，對腎臟的負擔是比較低，不過的確有一些長輩，他們吃了這一些高血脂的用藥，肝功能會上升喔！所以在治療的過程當中，一定要配合醫生定期抽血，不但只有抽我們血脂肪的指數，還要抽我們的肝功能，那值得慶幸的是，如果在治療的過程，肝功能有上升，我們只要及時停藥，肝功能就可以恢復正常，所以我們可以跟阿嬤說，我們不要擔心藥物對肝臟、腎臟的影響，只要配合醫生，定期回診、定期抽血，好好地把血脂肪控制下來，對身體才會健康，貿然的停藥會造成血管的發炎，反而更不好。

問題四

Q：長輩年紀大應該比較擔心營養不足的狀況，不太需要擔心膽固醇過高，是不是想吃什麼就可以給他吃嗎？

A：這個問題問得很好，實際上講起來真的有點道理，因為對高齡的長輩來說，其實營養有的時候比藥物還要更重要那麼一點點，所以我會希望長輩能夠多吃一些營養的食物，倒也不是說，他想吃什麼，如果長輩喜歡吃零食這些，營養價值比較低的話，就可能容易造成衰弱跟肌少症，所以我們會希望長輩能夠多吃一些營養的東西，富含蛋白質的食物，這樣可以幫助長輩更健康。隨著年紀的增加，血脂肪有的時候不會增加的那麼快，所以長輩隨著年紀的增加，就要配合醫生定期的

抽血。有的時候如果我們膽固醇控制得很好，是可以做一些減藥的動作，總之就是要鼓勵長輩多吃營養的東西，盡量不要吃一些營養價值比較低的東西，這樣對長輩比較健康。

問題五

Q：家中的90幾歲長輩因為生了很多病，吃了非常多種藥，食慾跟日常生活功能越來越不好，吵著不想再吃降血脂的藥物了，這時候應該要怎麼辦呢？

A：這個問題真的非常重要！因為我們現在人口高齡化，對於85歲以上的高高齡長輩，如果他同時有很多種疾病，然後功能又不好，是非常的衰弱、活動力都不好的時候，這時高血脂的用藥，對於他未來心血管疾病預防的作用的目標，就變得比較次要，那這樣子的長輩呢，我們的治療目標應該是要維持他的尊嚴，維持他的功能，鼓勵他活動，這時候吃藥就顯得相對沒有那麼重要，那我會很鼓勵，你的家人帶著阿公去找醫生，尤其是高齡醫學科的醫生，一起來討論，在這個狀況下，是不是可以停藥？那以長輩的尊嚴還有生活品質為優先，如果長輩真的不想吃藥的話。

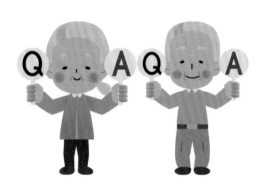

第三節　失智症用藥Q&A

> **問題一**
>
> Q：我的爺爺有阿茲海默症，那他除了使用醫師開的藥物之外，還有沒有其他的方式可以延緩退化呢？

A：多數民眾認為只要生病就吃藥就會好，但是對於失智症的治療，我們有三個方向，除了藥物以外，非藥物的治療，還有對於照顧者，就像你跟你的家人，他們的教育跟支持，其實也是很重要的。在藥物的部分失智症的藥物要及早介入效果會比較好，而且藥物的療效會根據每個人的體質不一樣，有些長輩特別有效、有些長輩好像效果不是那麼好，這就強調非藥物的介入，因為非藥物的介入，對於藥物治療反應不好的長輩，其實是非常有幫助的，那非藥物的介入有哪些呢？主要就是一個規則的作息、運動、健康的飲食，例如地中海飲食，還有要好好地控制三高，我們希望盡量能夠提供長輩熟悉的環境、友善的陪伴，然後幫他做一個很好的生活安排。至於在照顧者的部分，我們也要讓照顧者認識失智症這個疾病對長輩的影響，然後幫助每一個長輩，因為他有過去生活的獨特性，希望能夠根據長輩的特殊性，來安排適當的一個對待照顧的方式。

> **問題二**
>
> Q：爺爺的失智症，醫師有開貼片治療，可是爺爺他常常因為癢或不舒服，所以就把貼片給拿掉，是不是我們使用的方法不適當，還是貼片應該貼在哪些位置比較好呢？

A：一般來說，失智症的貼片，我們會建議貼在清潔乾淨、沒有毛髮的地方，那要避免是，如果我們穿衣服，會一直摩擦貼片，讓貼片脫落，所以一般建議的地方，是在病人的上背部還有下背部這些地方，因為

病人的手比較不會把它抓掉，那如果貼的地方的皮膚，有紅腫或是發熱，或是脫皮，都不適合貼貼片。

問題三

Q：我的爺爺最近常常三分鐘就嚷著說要上廁所一次，可是他已經有包尿布了，另外他也常常會懷疑別人偷他的東西，可是東西明明就在他身邊可見的地方，另外啊，他還常常出門忘記帶鑰匙，就認為說別人把他鎖在外面，那其實我們常常跟爺爺解釋也都沒有用，他常常堅持自己的想法，想請教羅醫師，爺爺這方面的問題是不是請醫師開藥物就可以治療呢？另外，是不是吃了藥就沒有這些問題了呢？

A：爺爺出現了這些症狀，我們臨床上叫做失智症的精神行為症狀，那其實失智症不管什麼分類，不管輕重，在整個病程過程當中，都非常容易出現精神行為症狀，那這些精神行為症狀，對於照顧者還有家人來說，是非常大的困擾的，精神行為症狀一般來說，我們都會建議先從非藥物的介入，而不是先開藥，那非藥物的介入要怎麼介入呢？就是希望能夠安排一些活動，或是爺爺在焦躁的時候，我們先轉移爺爺的注意力，譬如，爺爺說：有人偷我的東西，那我們就跟爺爺說，那我們來看看什麼東西被偷了，這樣可以暫時轉移爺爺的注意力，還有就是要注意，爺爺在產生精神行為症狀的時候，是不是有什麼生理的需求沒有被滿足，譬如說，會不會是想上廁所、尿急，或是便秘、肚子餓，那我們先滿足生理的需求，有的時候精神行為症狀就可以不藥而癒，如果我們都已經想盡辦法安排活動、轉移注意力、解決生理需求，這些精神行為症狀還是非常困擾的話，那當然我們可以請醫生開藥，一般來說，我們開藥是會開抗精神藥物，但是這些抗精神藥物雖然可以稍微控制了精神行為症狀，不過帶來的副作用也相當的多，譬如說，很容易造成長輩跌倒，跌倒有可能造成很多不好的副作用，受傷、骨折，還有會讓長輩頭暈或是嗜睡，整天躺在床上，就不活動、

不吃飯了，所以我們還是會建議，能夠從非藥物的介入先開始，真的不行再來開藥，剛才你最後一個問題有提到，是不是吃了藥物就可以防止精神行為症狀的出現，這個答案是不對的。因為隨著這個失智症病情的進展，這個精神行為症狀隨時都有可能再出現，還有有的時候合併身體的不舒服，甚至長輩被加了其他的藥物，環境的改變、壓力的產生，都可能會再出現精神行為症狀，所以我們不能夠期待醫生開了藥，就可以讓這些精神行為症狀不再出現。

問題四

Q：我的鄰居陳奶奶，她最近常常忘東忘西，有的時候還忘記家人的名字，她生活都提不起任何的興趣，只喜歡待在家裡，家裡的人想要帶她出去走一走，她都不願意。那後來呢，帶陳奶奶去醫院檢查，醫生說是血管型的失智症，那請教羅醫師是，醫生說陳奶奶不符合健保補助失智症用藥的條件，那這部分我們是不是應該建議鄰居可以自費，使用跟我們爺爺一樣的失智症藥物呢？還是有別的方法可以建議他們呢？

A：好，其實失智症分很多種類，那主要就是退化性的失智症，像你爺爺的阿茲海默症就是屬於退化性的失智症，另外還有血管型的失智症，還有混合型的失智症，還有其他原因的失智症，那不同失智症的分類，在選擇藥物上會有所不同，而且會根據失智症的輕與重，選擇不同的藥物，所以比較不建議我們去推薦奶奶的家人用跟爺爺一樣的藥物，因為畢竟爺爺失智症的分類跟奶奶的診斷是比較不一樣的，不過啊，我很推薦你們可以分享你們陪伴、照顧爺爺的經驗，因為非藥物的治療是不管失智症的分類都是很適用的，你們過去陪伴、照顧爺爺，這個照顧的經驗是非常的寶貴，我們可以分享給陳奶奶的家人，也幫助他們支持他們未來陪伴陳奶奶，在這個失智症的過程遇到的一些狀況，一起來當失智症的守護天使。

參考文獻

1. Fried, T. R., O'Leary, J., Towle, V., Goldstein, M. K., Trentalange, M., & Martin, D. K. (2014). Health Outcomes Associated with Polypharmacy in Community Dwelling Older Adults: A Systematic Review. *Journal of the American Geriatrics Society, 62*(12), 2261-2272.

2. Hajjar, E. R., Cafiero, A. C., & Hanlon, J. T. (2007). Polypharmacy in Elderly Patients. *The American Journal of Geriatric Pharmacotherapy, 5*(4), 345-351.

3. Hsu, C. C., Chang, H. Y., Wu, I. C., Chen, C. C., Tsai, H. J., Chiu, Y. F., & Hsiung, C. A. (2017). Cohort Profile: The Healthy Aging Longitudinal Study in Taiwan (HALST). *International Journal of Epidemiology, 46*(4), 1106-1106j.

4. Oscanoa, T. J., Lizaraso, F., & Carvajal, A. (2017). Hospital Admissions Due to Adverse Drug Reactions in the Elderly. A Meta-analysis. *European Journal of Clinical Pharmacology, 73*(6), 759-770.

5. 吳肖琪、朱育增、朱婉兒（2010）。社區藥事照護與推廣——兼論醫療團隊之角色。**長期照護雜誌**，14(1)，89-87。

6. 林香汶、陳育傑、謝右文、蔡輝彥（2016）。優質化老人用藥及藥事照護服務。**臺灣臨床藥學雜誌**，24(4)，267-281。

7. 黃盈翔、盧豐華（2003）。老年人之用藥原則。**台灣醫學**，(7)，385-395。

8. 林劭、張家琪（2012）。運用Omaha系統提供一位社區老人在居家環境與處方用藥上安全運用之護理經驗。**新臺北護理期刊**，14(2)，77-95。

9. 洪尤鳳、許菀玲、彭淑梅、王琤（2011）。接受居家照護老年人發生潛在性不適當用藥相關因素探討。**長庚科技學刊**，14，1-12。

10. 財團法人中華民國糖尿病學會（編）（2019）。**2019年老年糖尿病臨床照護手冊**。社團法人中華民國糖尿病學會。

11. 中華民國糖尿病衛教學會（編）（2018）。**2018年糖尿病衛教核心最新教材**。社團法人中華民國糖尿病衛教學會。

12. 陳亮宇（2020）。多重用藥評估與整合。**臨床醫學月刊**，85(3)，143-148。

13. 黃筱雯、曾紫萍、莊婉琳、陳紀雯（2019）。提升內科病人自備藥物管理改善專案。**志為護理——慈濟護理雜誌**，18(2)，85-96。

14. 劉力幗（2020）。老年用藥總論。**臨床醫學月刊**，85(3)，149-153。

15. 譚蓉瑩、江令君（2014）。老年人之多重用藥議題。**護理雜誌**，61(3)，97-104。

16. 顧德琭、周燦西、李魁文、林良宜（2018）。從公共衛生觀點探討建立老年人用藥安全的重要性。**臺灣臨床藥學雜誌**，26(4)，266-273。

本書經成大出版社出版委員會審查通過

高齡者用藥與飲食保健實用守則

主　　編｜羅玉岱

著　　者｜盧豐華、張家銘、楊登棋、黃基彰、羅玉岱、孫健耀、徐瑜璟、
　　　　　顏佐樺、柯玉珍、周玟觀、郭淑蕙、林妏娟、韓雅斐、黃千惠、
　　　　　陳柔謙

發 行 人　蘇芳慶
發 行 所　財團法人成大研究發展基金會
出 版 者　成大出版社
總 編 輯　游素玲
執行編輯　吳儀君
地　　址　70101台南市東區大學路1號
電　　話　886-6-2082330
傳　　真　886-6-2089303
網　　址　http://ccmc.web2.ncku.edu.tw

排版設計　菩薩蠻數位文化有限公司
印　　製　方振添印刷有限公司
初版一刷　2022年12月
初版二刷　2023年3月
定　　價　550元
I S B N　978-986-5635-72-5

政府出版品展售處

・國家書店松江門市
　10485台北市松江路209號1樓　886-2-25180207
・五南文化廣場台中總店
　40354台中市西區台灣大道二段85號　886-4-22260330

國家圖書館出版品預行編目（CIP）資料

高齡者用藥與飲食保健實用守則 / 盧豐華, 張家銘, 楊登棋,
　黃基彰, 羅玉岱, 孫健耀, 徐瑜璟, 顏佐樺, 柯玉珍, 周玟觀,
　郭淑蕙, 林妏娟, 韓雅斐, 黃千惠, 陳柔謙著；羅玉岱主編.
　-- 初版. -- 臺南市：成大出版社, 2022.12
　　面；　公分
　ISBN　978-986-5635-72-5（平裝）

　1.CST: 食品衛生 2.CST: 服藥法 3.CST: 中老年人保健

411.3　　　　　　　　　　　　　　　　　111017957